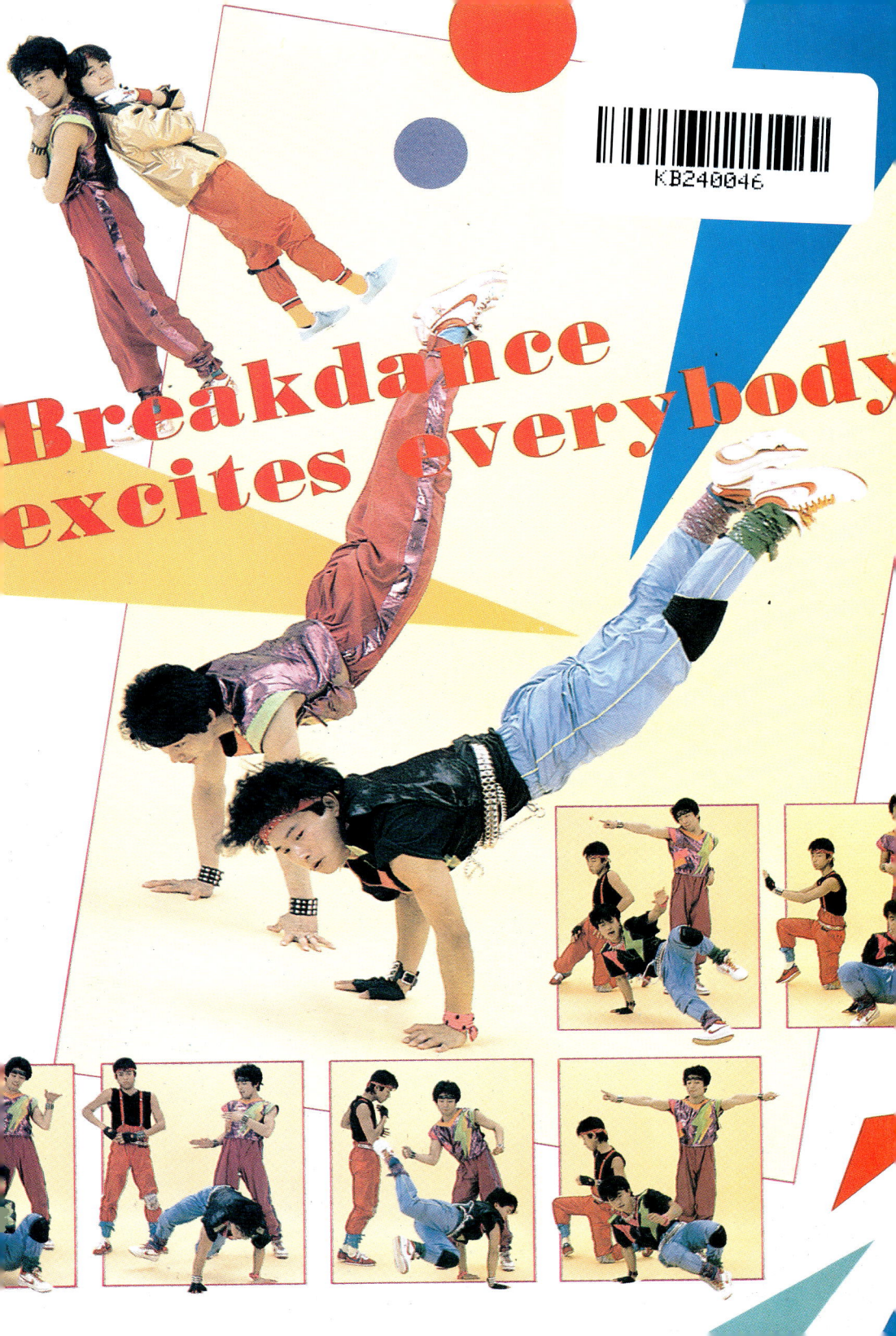

Breakdance
excites everybody

American Break Dancing

You'll be so nice
in dancing.

Part 4 / 브레이킹

Part 5 / 마임과 프리즈

Part 6 / 크루 댄스

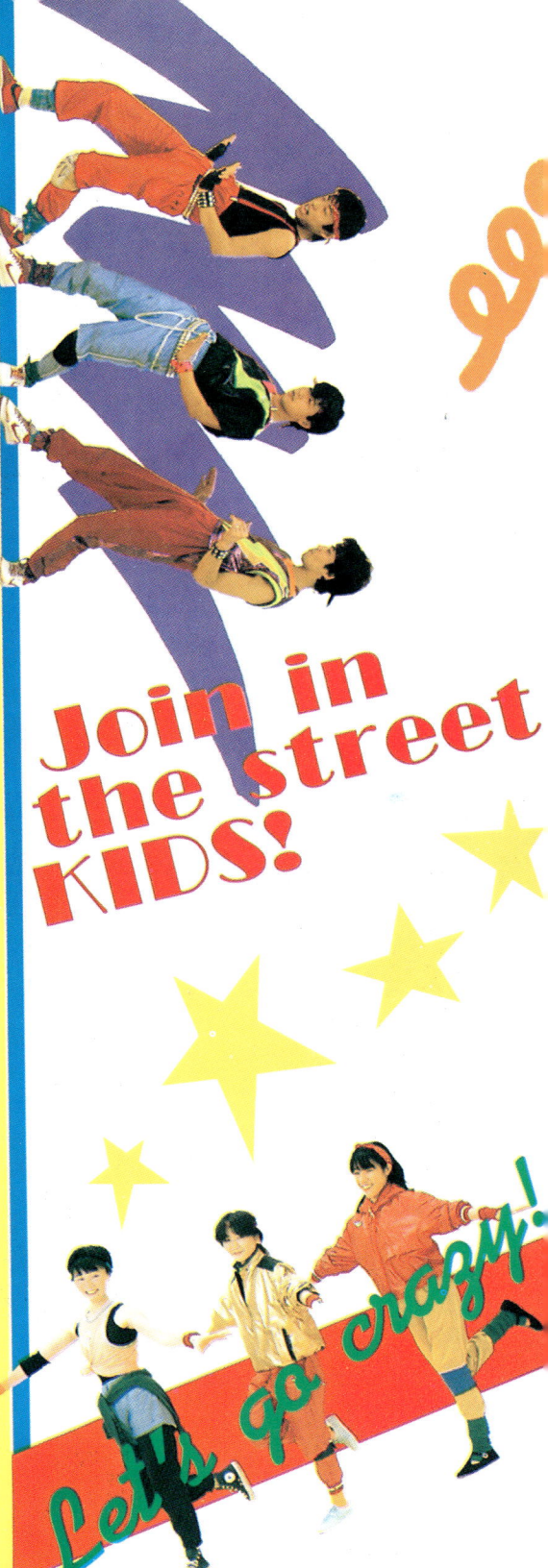

Join in
the street
KIDS!

Let's go crazy!

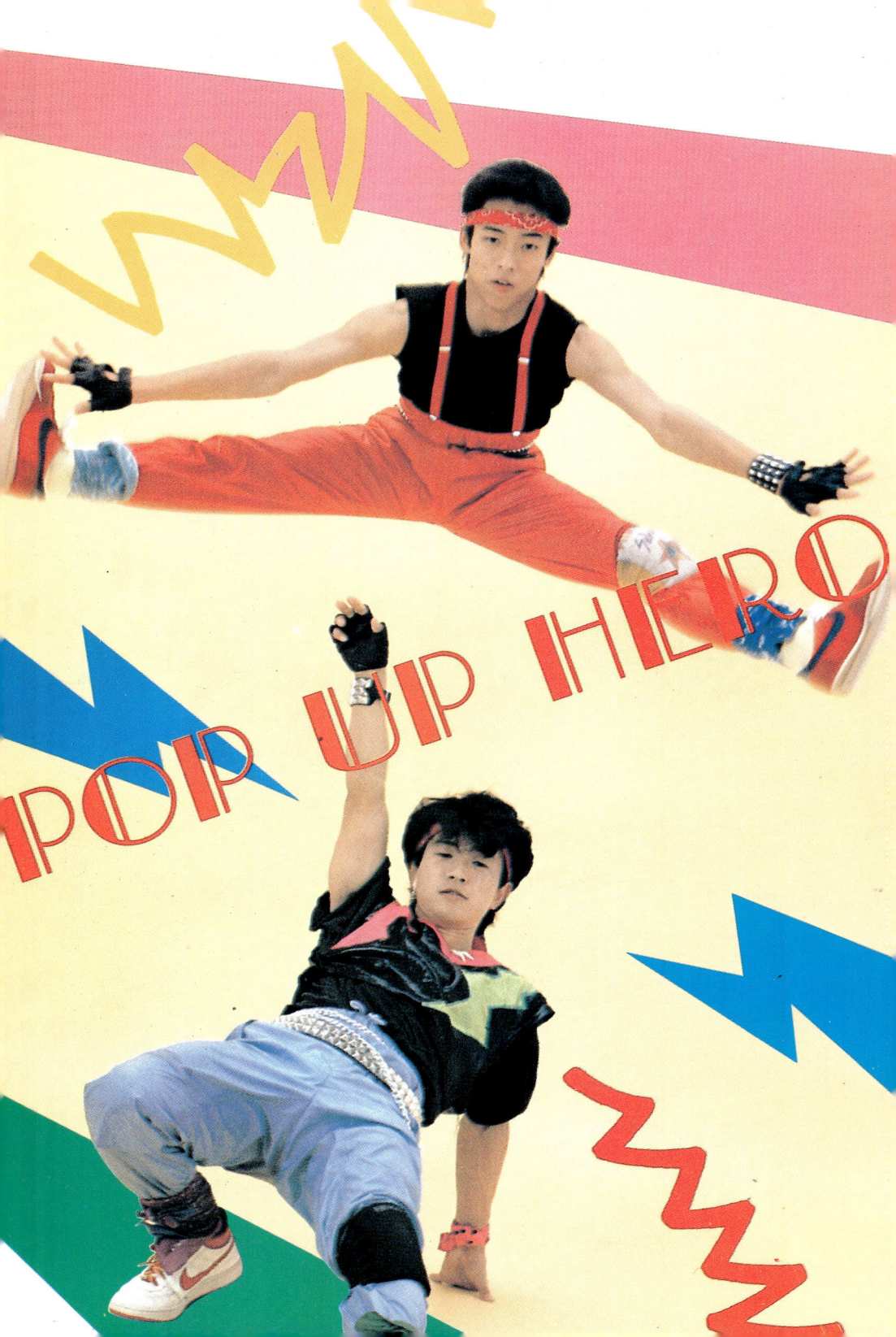

□ 완벽한 사진 해설 / 최신 댄스 가이드

현대 아메리칸

브레이크 댄스

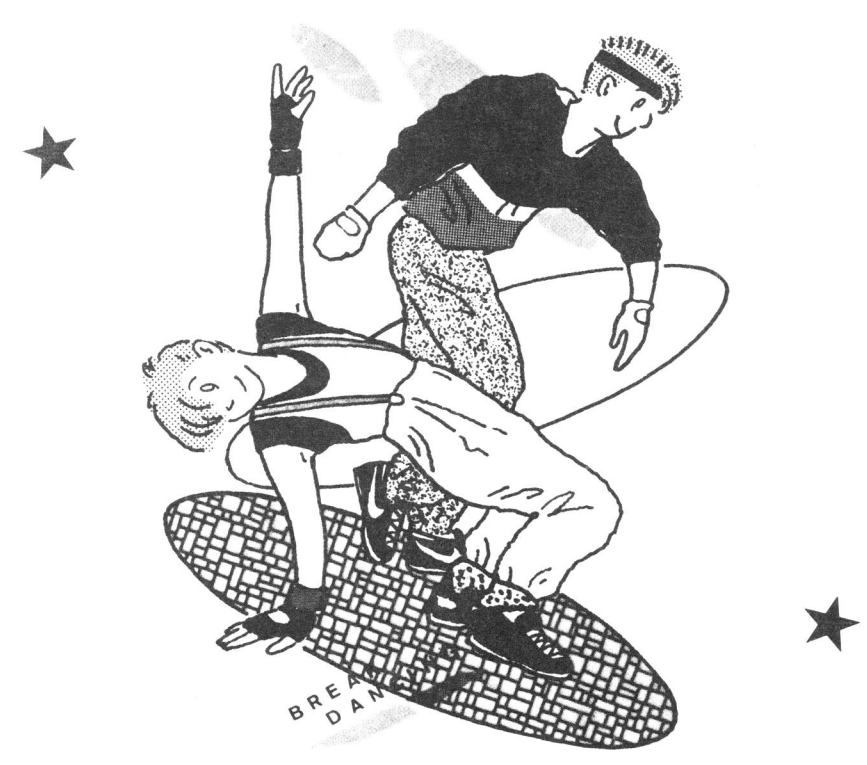

太乙出版社

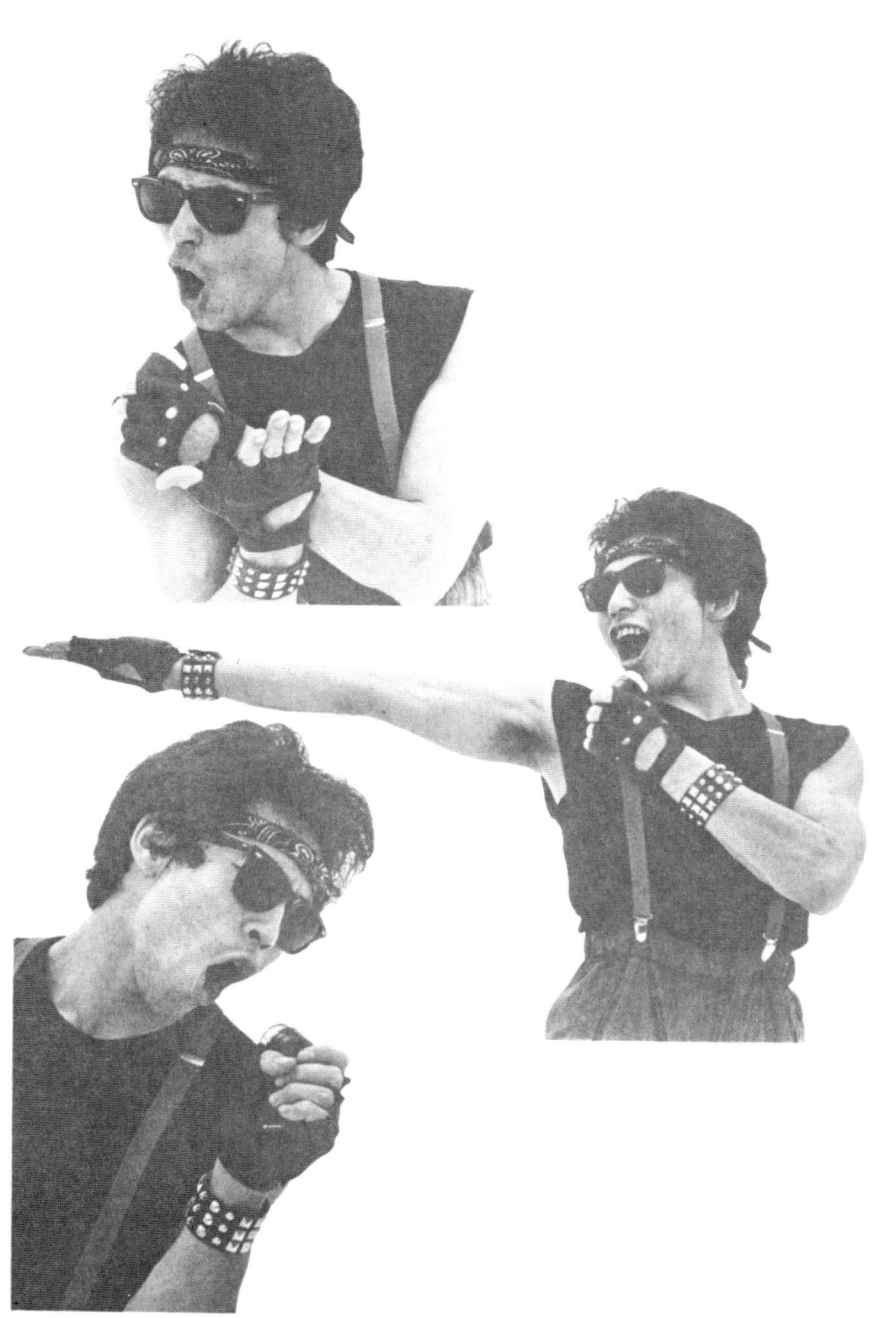

관심있는 독자들을 위하여

최근 로스앤젤레스 교외에서 상금 1만 달러를 건 브레이크 댄스 콘테스트가 열렸을 때, 세계 각국의 많은 관심과 관전 속에서 많은 브레이커들의 멋진 새로운 묘기와 연구 끝에 개발한 독특한 의상, 그리고 젊음에 넘친 열기가 전 세계 팬들을 열광 속으로 몰아넣었다.

콘테스트에서 아깝게도 떨어지자 여자 친구를 껴안고 안타까움을 금치 못하는 자가 있는가 하면, 입상하여 득의만면의 포즈를 취하고 기념 촬영을하는 자도 있어서, 브레이크 댄스를 통한 청춘의 한 단면을 들여다보는 느낌을 가질 수 있었다.

또한, 하반신이 부자유한 소년이, 휠체어에서 내려, 양손을 사용하여 핸드 글라이드와 윈드 밀, 헤드 스핀 등의 연속된 기술을 보여 주었을 때는, 경탄을 금치 못했었다.

영화 「브레이크 댄스」에 나온 디스코 홀 '유스 브레이크 센터, 에서도 맡은 남녀들이 즐겁게 연습하고 있었고,학교의 쉬는 시간에 빈터나 공원 등에서, 브레이크를 유희처럼 즐기며 춤추고 있는 모습들을 이곳 저곳에서 볼 수 있었다.

어른들도 아이들의 미러클 댄스에 상당한 관심을 가지고, 댄스 학교에 다니면서 마스터 하기 위해 노력하는 경우가 많아졌다.

나이는 어떻든 간에, 음악을 좋아하고, 댄스를 추는 것은 언제까지라도 젊음 속에 자신을 간직하는 것이 된다.

이 책으로, 브레이크 댄스의 테크닉을 마스터하여, 젊음을 만끽할 수 있기를 바란다.

브레이크 댄스의 역사

　1969년 미국에는 라틴 허슬 댄스가 주류를 이루고 있었다. 당시 제임스 브라운은 대 히트곡 'Get on the Good Foot'을 앞세워 등장하였고, 이미 브레이크 댄스를 추기 시작하였다.

　텔레비젼이나 콘서트 홀에서 볼 수 있었던 힘차고 아크로 페틱한 그의 댄스는 'Good Foot'이라고 불리어졌고, 뉴욕시에 살고 있는 아이들 사이에서 대단한 인기를 차지했다. 그의 'Good Foot'은, 오늘날에는 올드스타일 브레이킹이라고 불리고 있다. 그의 스타일은, 특히 샌프란시스코의 젊은이들에게 인기가 있었고, 라이벌 관계에 있는 브레이커들끼리 댄스를 겨루는 브레이킹파가 많은 성황을 이루고 있었다.

　그리고, 전설적으로 위대한 D. J. 아프리카 밤바타의 출현은 브레이크 댄스의 발전에 대단한 계기를 가져왔다. 그는, 댄스의 상식을 초월하고 있는 브레이크 댄스에 대단한 흥미와 관심을 가지고, 그 자신이 처음으로 브레이크 댄스 크루라고하는 '즐킹'을 결성하였다. 이 크루는 많은 댄스파들로부터 승리를 거두고, 탈렌트 쇼나 뉴욕의 여러 크럽에 출연하는 등, 활약이 눈부실 정도였다.

　브레이크 댄스 가운데 들어있는 옆 록에 주의를 기울여 보기로 하자.

　옆록은 1969년 부터 1970년에 걸쳐 샌프란시스코에서 브레이킹과 같은 시기에 발생하였다. 옆록은 두 사람이 어울려 마주보며 추는데, 결코 몸이 닿지 않게 추는 것이다. 하지만, 최근에는 많은 브레이커들이 혼자서 추거나, 또는 브레이킹의 기초 부문에 엎록을 채택하고 있다.

한편, 파의 중심적인 춤이라고 할 수 있는 일렉트릭 부기 역시 브레이킹과 같은 시기에 발생하였다. 이 일렉트릭 부기는 잭슨파이브의 히트곡 'Dancin Machine'으로 마이클 잭슨이 TV에서 춘 것으로부터 비롯되었다. 마이클은 로보트처럼 추었는데, 그 동작은 정말 기계적이었고, 다가오는 컴퓨터 시대에 조화를 이루고 있는 것이었다.

1977년에는 실즈와 야넬이 로보트 댄스에 일상생활의 마임을 택하여 집어넣었다. 그들의 춤은 코믹하고, 상당히 재미가 있었으며, 이 새로운 로보트 댄스는 마네킹이라고 불리었다. 또한, 최초의 일렉트릭 부기의 댄스 크루라고 하는 '하렘 홉 로커즈'가 결성된 것은 1972년의 일이다. 그들은 일렉트릭 부기의 이름을 붙인 사람들이다. 이 춤의 하나인 킹 터트는 '새터데이 나이트크럽'에 출연하고 있던 코미디언 스티브 마틴에 의하여 널리 보급되었다.

록은 TV에서 래런이 팔과발을 이용하여 웃기는 코믹한 댄스를 연출한 것으로부터 시작되었다고 한다. 지금 상당히 유행된 문워-크는 판토마임에서 도입되었고, 제임스 브라운에 의해 널리 보급되었다. 80년대에 들어와서, 'Soul Train'에서 춤추고 있는 제프레이 다니엘과, 최근에는 마이클 잭슨의 TV, 프로모션 비디오 등으로 일약 유명한 춤이 되었다. 웨이브, 홉, 티크의 기원은 아마 분명하지 않지만, 웨이브는 70년대 후반에, 자연히 인기를 얻게 되었다. 홉은 원래 캘리포니아 홉이라고 불리었으며, 언제부터 시작되었는지는 의문이지만 아주 오래 동안 캘리포니아에서 추어지고 있다.

1983년 말부터 1984년에 걸쳐, 브레이크 댄스는 열광적인 붐을 일으키면서 세계 각국으로 널리 퍼져 나갔다.

브레이크 용어집

● **올 시티(All City)**
  지하철 벽이나 주차장 등 모든 장소에 자기의 이름을 써두는 것.

● **비 보이(B - boy)**
  브레이크 댄서라는 뜻을 가지고 있다.

● **백 스핀(Back spin)**
  몸을 손으로 감싸는 듯이 하여 등으로 회전하는 것.

● **바아트(Bite)**
  남의 춤 스타일을 흉내내는 것.

● **박스 또는 블래스터(Box or Blaster)**
  휴대용 라디오 카세트를 의미한다.

● **칠(Chill)**
  훌륭한, 멋진(Good, Cool)이라는 뜻임. 'Chillin out'은 '풀어져
  있다(이완되어 있다)'는 뜻이며, 'That's Chill'은 '훌륭하다(멋지다)'
  라는 뜻이다.

● **크루(Crew)**
  같은 동료 끼리의 그룹을 말한다. 예를 들면, '댄스 크루ㅡ'등.

● **데트(Det)**
  'death(죽음)'을 줄인 말. OK에 해당하는 말이다.

● 디스(Dis)

'Disrespect(무례)'를 줄인 말이다.

● 도그(Dog)

파괴하는 것. 상대방을 방해하는 것.

● 일렉트릭 부기(Electric Boogie)

로보트나 마임과 같은 춤.

● 프리즈(Freeze)

원래는 상대방을 모욕하는 것을 의미한다. 춤의 마지막에 취하는 포즈. 댄서의 개성을 나타낸다.

● 헬리콥터(Helicopter)

한 사람이 축이 되고, 두 사람이 프로펠러처럼 공중을 회전하는 세 사람의 춤.

● 해드 스핀(Head spin)

브레이킹 동작의 하나. 머리로 회전하는 것을 말함.

● 하이 라이즈(High rise)

상당히 어려운 기술이다. 윈드 밀에서 해드 스핀으로 바꾼다.

● 히프 홉(Hip Hop)

래핑에 잘 맞는 펑키 뮤직을 말한다. 랩, 그래프티, 스크래팅을 총칭한 말.

● 홈 보이(Home boy)

친구를 말한다. 'Homey'라고도 한다.

● 주스(Juice)

파워, 돈, 영향을 뜻함.

● 킥즈(Kicks)
스니커라는 말이다. 'Dogs' 와 같은 뜻이다.

● 킹 터트(King Tut)
일렉트릭 부기의 하나. 이집티언과 같은 춤이다.

● 문 워-크(Moon Walk)
원래는 마임의 스텝. 앞으로 움직이고 있는 듯이 보이면서 뒷쪽으로 걷는 스텝. 마이클 잭슨에 의하여 유명해진 스텝이다.

● 프레시(Fresh)
칭찬하기 위한 살아있는 표현. 'That's Fresh' 는 상대방을 칭찬하는 것.

● 기어(Gear)
공연을 위한 의상을 말함.

● 그래프(Glaf)
'Graffiti (낙서)' 를 줄인 말.

● 핸드 글라이드(Hand glide)
회전하고 있는 동안, 한 손으로 몸을 유지한다. 브레이킹 동작의 하나.

● 1990
한 손으로 거꾸로 서서 회전하는 스텝.

● 퍼핑(Popping)
음악과 관계없이, 손발을 제멋대로 움직이는 것.

● 퍼피트(Puppet)
일렉트릭 부기의 하나로서, 두 사람이 연출하는 마임의 흔들기이다.

한사람이 인형이 되고, 또 한 사람은 보이지 않는 실로 조종한다.

● 소프트(Soft)
 별볼일 없는 자, 겁장이를 말함, 싸우려고 하지 않는 자.

● 티크(Tick)
 호핑에 잘 들어맞는(유사한) 일렉트릭 부기의 동작. 몸의 부분을 시계 초침(秒針)처럼 움직인다.

● 토이(Toy)
 초심자라는 뜻.

● 업록(Up-Rock)
 싸움을 연출하고 있는 것에 잘 들어 맞는 브레이크의 초기의 모양.

● 웨크(Wack)
 좋지 않다. 프레시하지 않다. 재미가 없다.

● 월즈(Walls)
 마임에서 더 보탠 테크닉의 하나. 댄서가 실제로는 없는 벽을 짚고 있는 것처럼 보이 는 동작.

● 윈드 밀(Wind mill)
 백 스핀을 보다 어렵게 한 브레이킹의 하나. 양쪽 발을 벌리고 회전 하면서 몸을 띄우는 것처럼 한다.

● 웜(Worm)
 몸을 둥그렇게 하여 벌레와 같이 바닥을 뒹군다. 이 동작은 한 사람 에서 두 사람, 또는 세 사람이 할 수 있다.

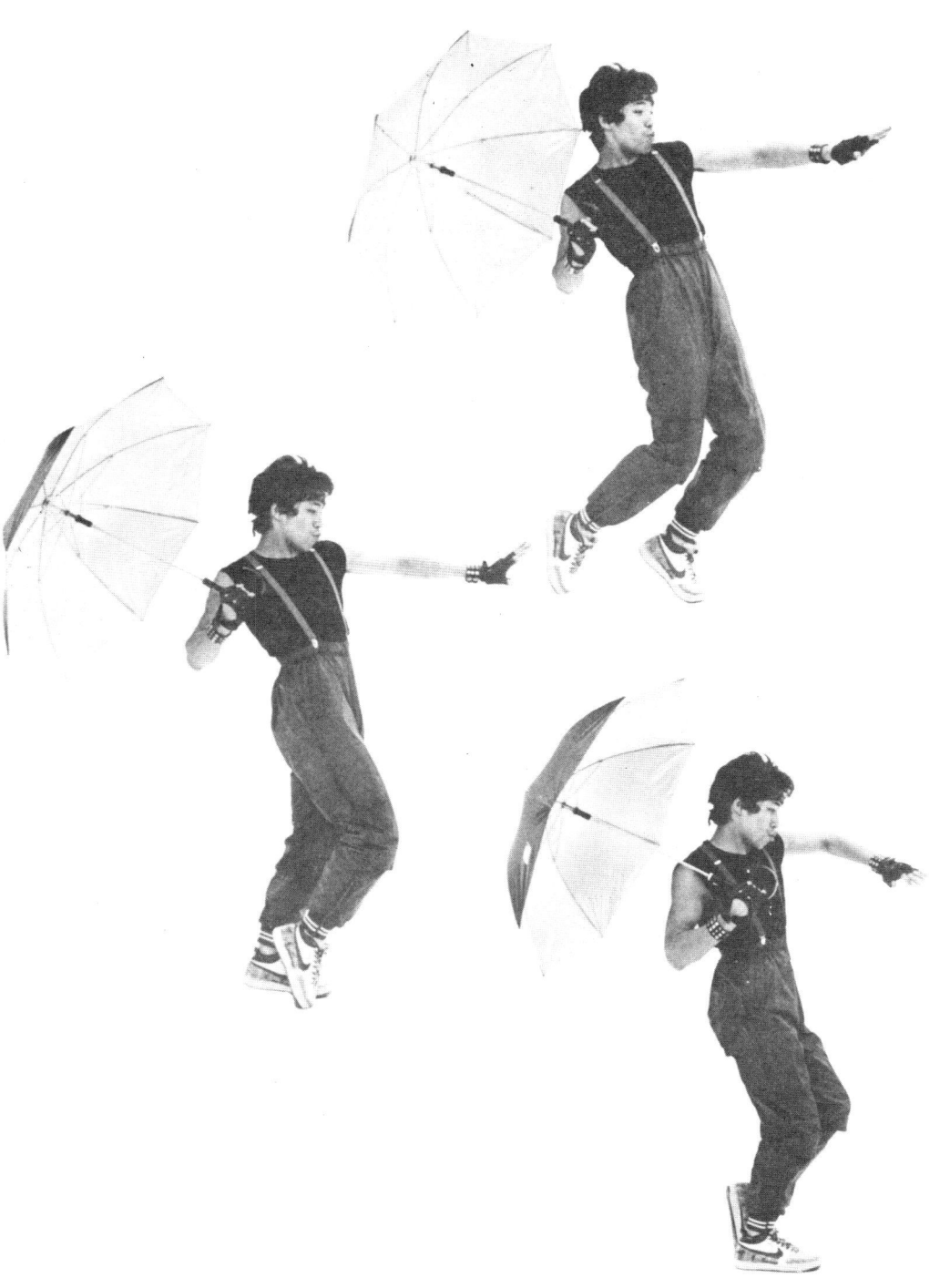

Part 1
Warm Up
웜 업

●브레이크 댄싱을 추기 전에, 반드시 해야 하는 웜 업이 있다. 근육을 부드럽게 하고, 팔과 다리, 배 등에 힘을 주는 것이 필요하다. 갑자기 멋진 기술이나, 잘 보이려고 무리를 하는 것은 매우 위험하다. 브레이크도 하나의 스포츠라고 생각하고, 평소부터 컨디션을 조절하고, 건강한 몸을 가질 수 있도록 하는 것이 대단히 중요하다.

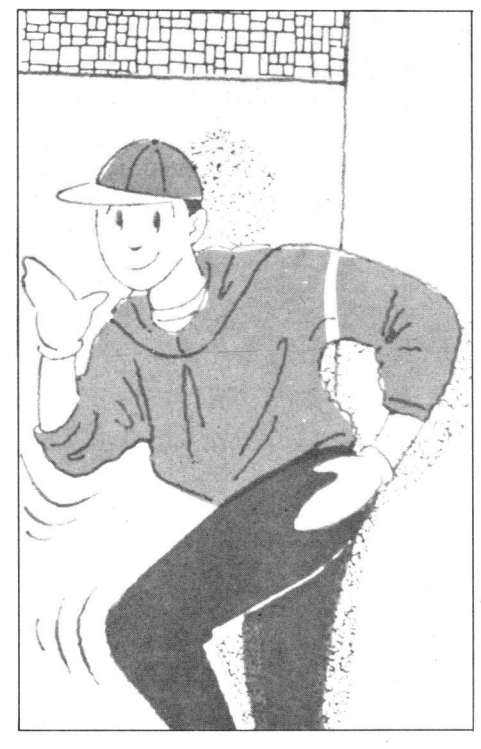

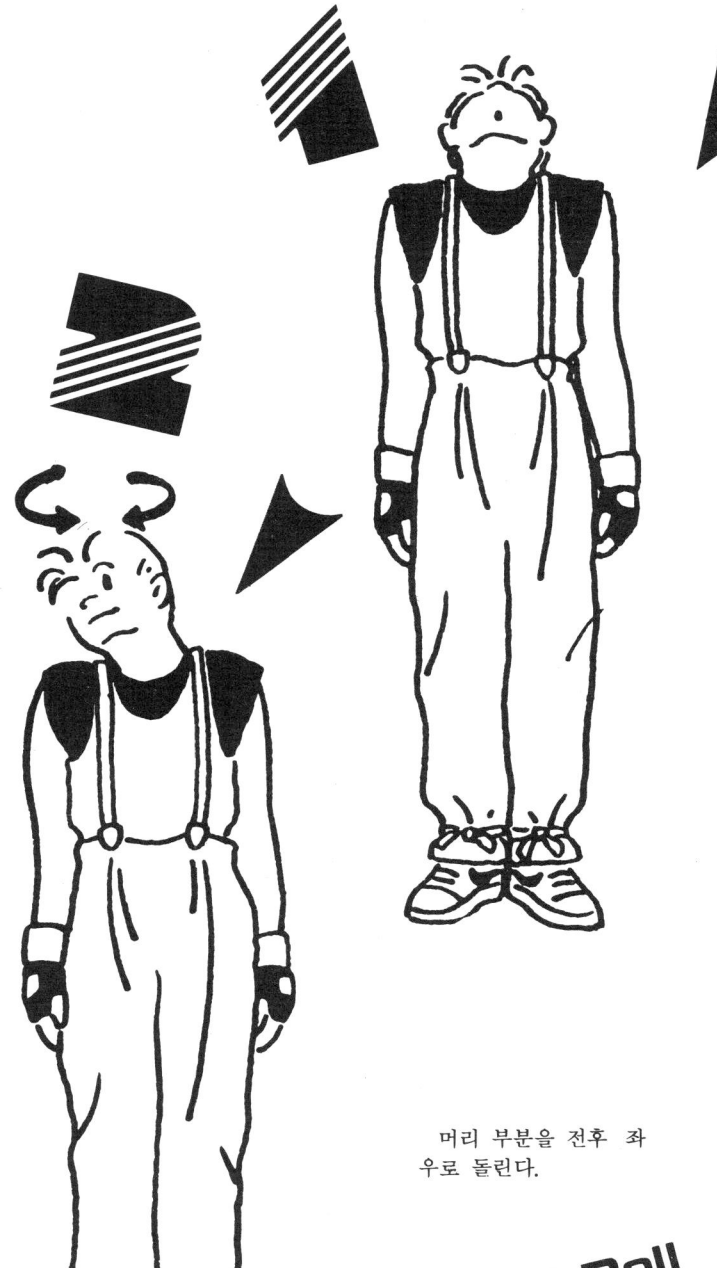

머리 부분을 전후 좌
우로 돌린다.

Head Roll

Part 1 : Warm Up

Shoulder
Roll

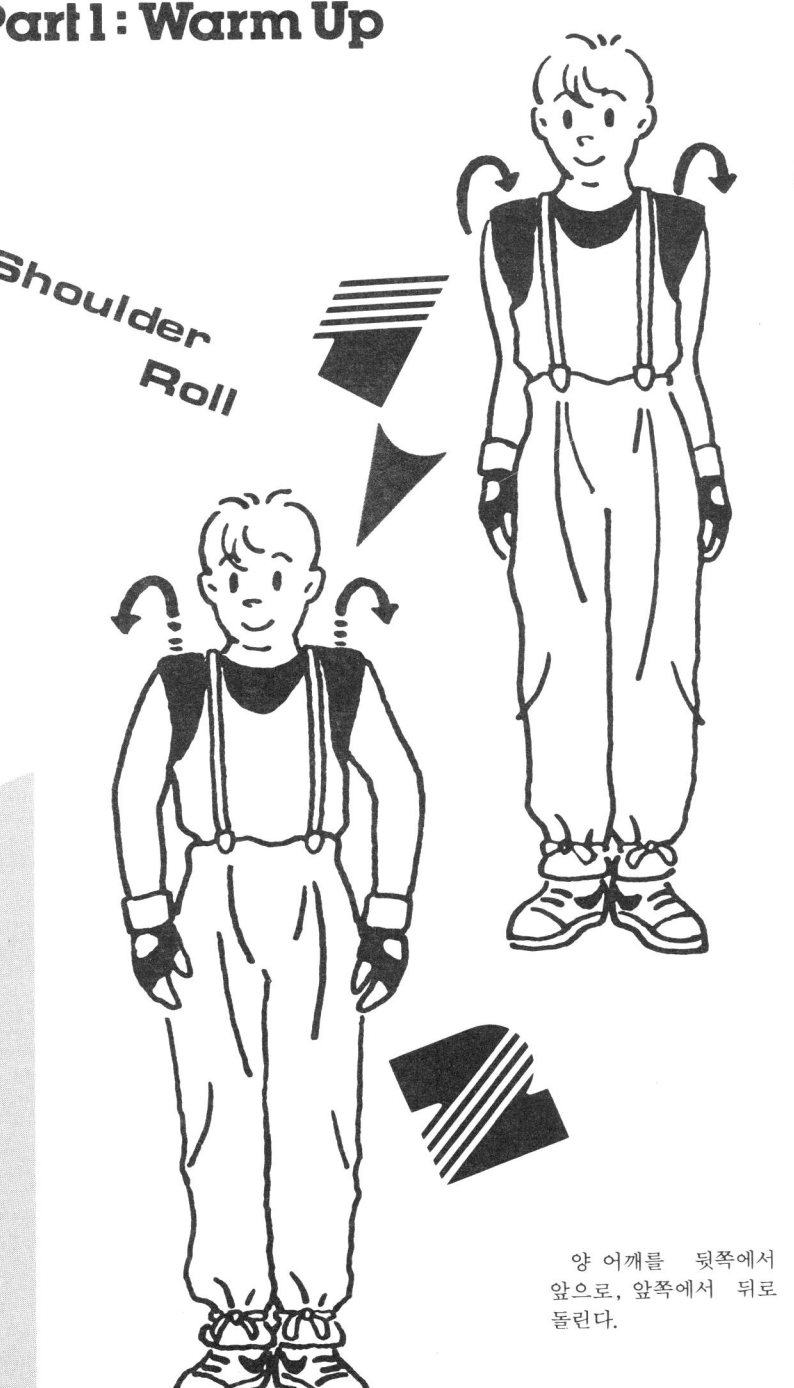

숄더 롤

양 어깨를 뒷쪽에서
앞으로, 앞쪽에서 뒤로
돌린다.

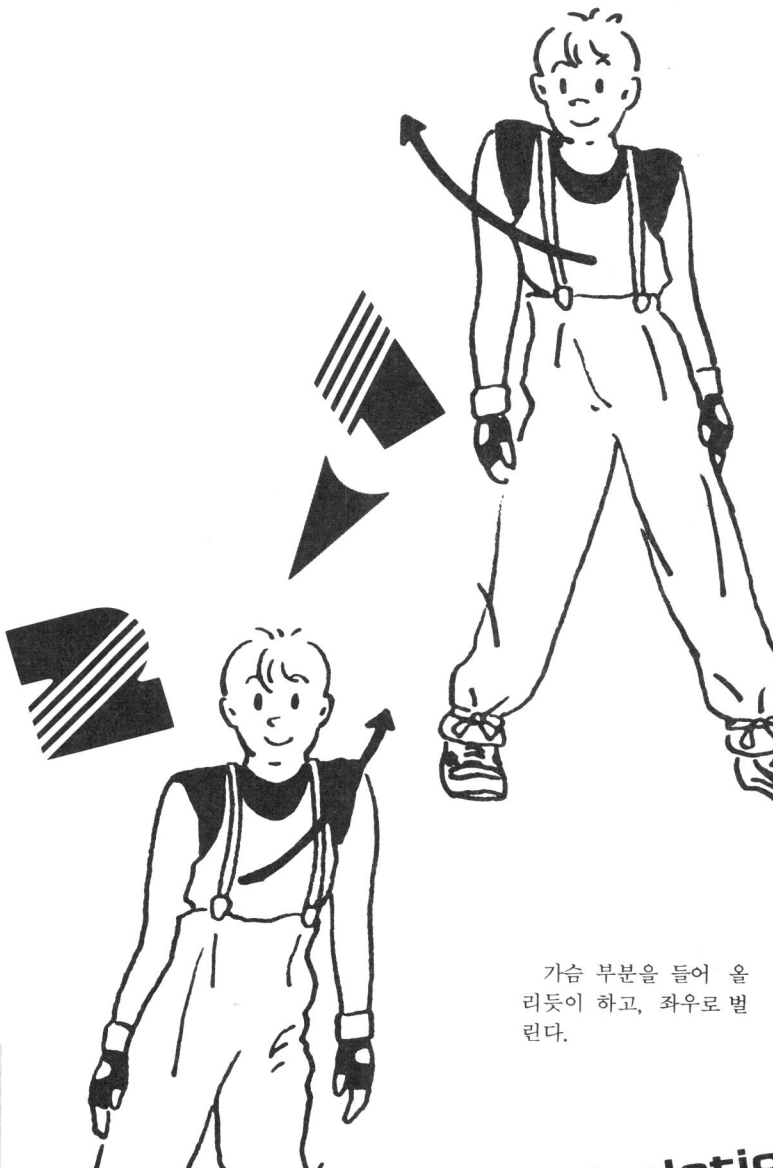

리브 아이서레이션

가슴 부분을 들어 올리듯이 하고, 좌우로 벌린다.

Rib Isolation

12

Part 1 : Warm Up

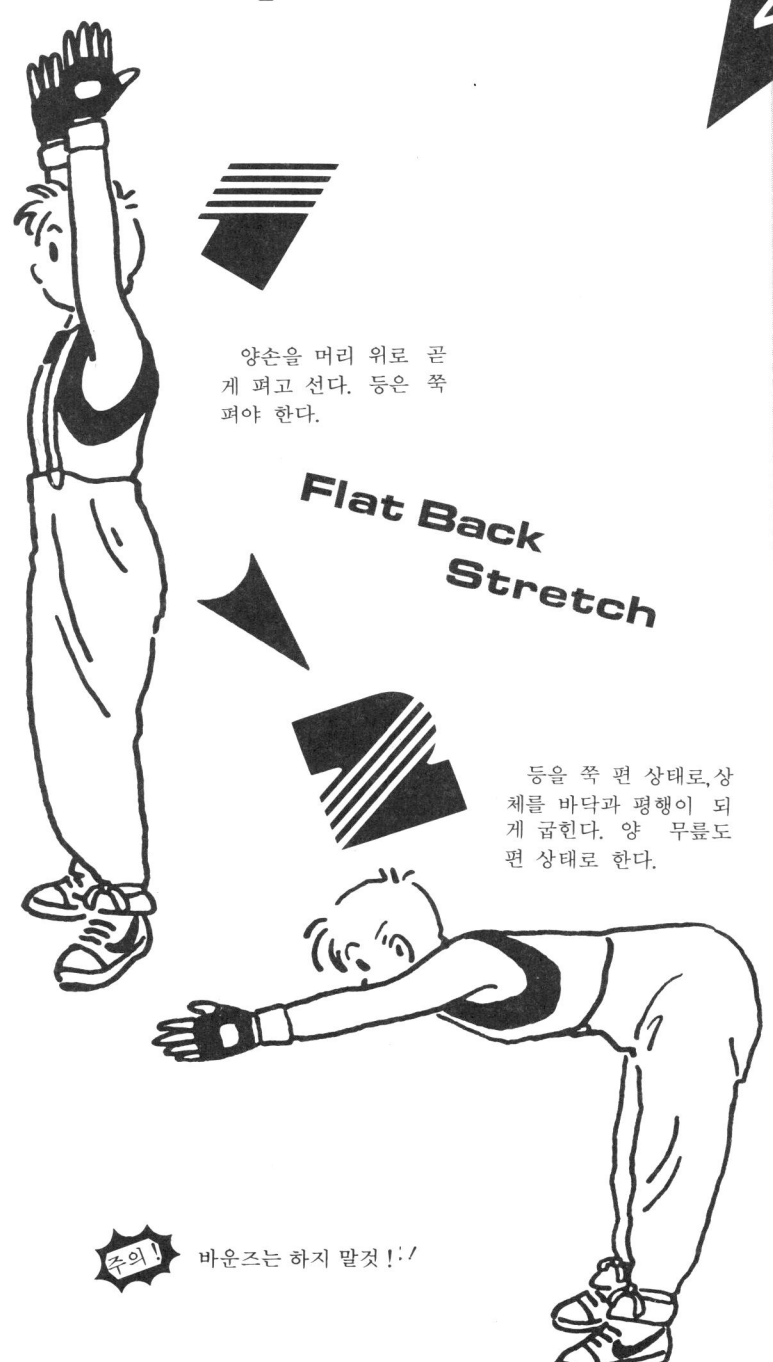

플랫 백 스트레치

양손을 머리 위로 곧게 펴고 선다. 등은 쭉 펴야 한다.

Flat Back Stretch

등을 쭉 편 상태로, 상체를 바닥과 평행이 되게 굽힌다. 양 무릎도 편 상태로 한다.

주의! 바운즈는 하지 말것!

13

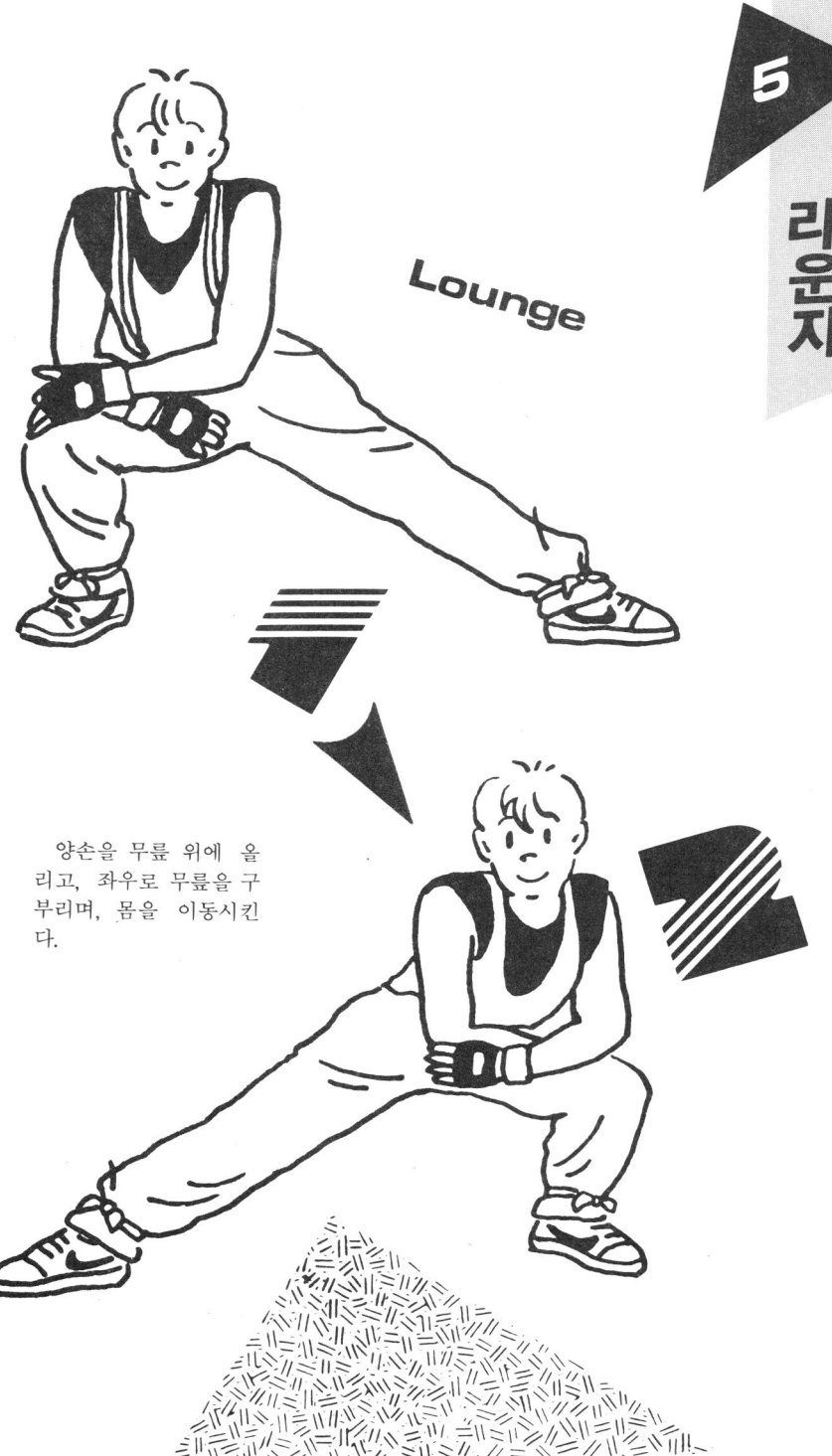

라운지

Lounge

양손을 무릎 위에 올리고, 좌우로 무릎을 구부리며, 몸을 이동시킨다.

Part 1 : Warm Up

양쪽 발과 양쪽 무릎을 곧게 펴고, 상체를 무릎 위로 굽힌다. 양손은 바닥에 댄다. 바운즈는 하지 말것.

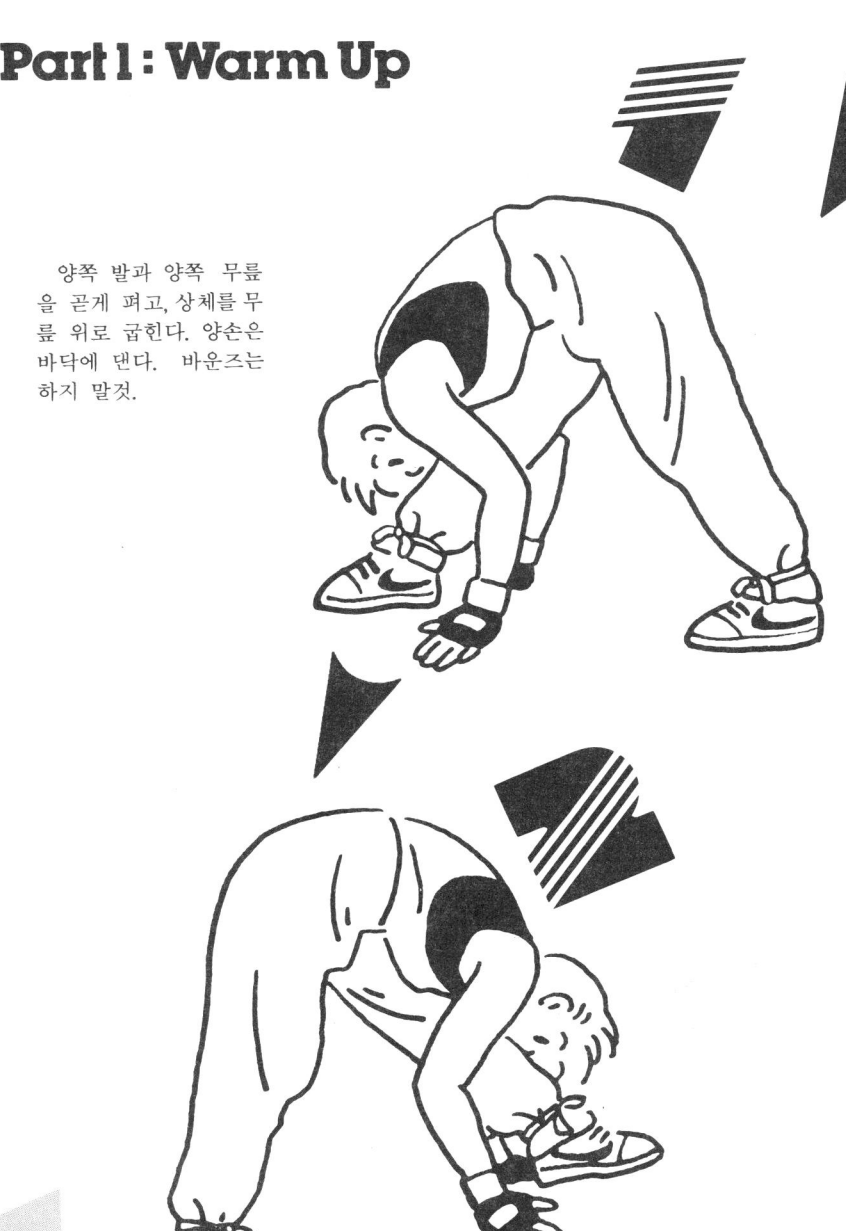

레그 스트레치

Leg Stretch

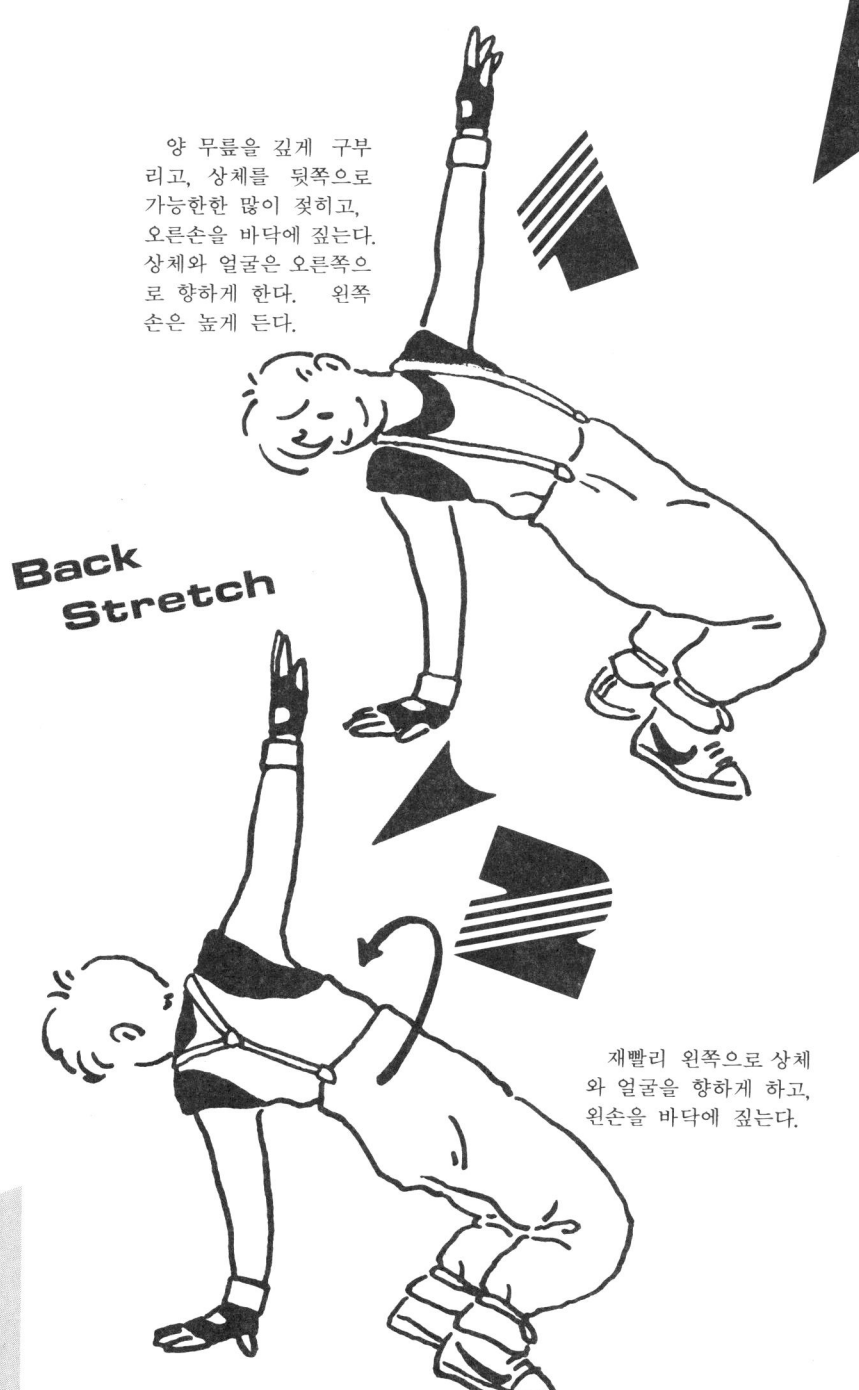

양 무릎을 깊게 구부리고, 상체를 뒷쪽으로 가능한한 많이 젖히고, 오른손을 바닥에 짚는다. 상체와 얼굴은 오른쪽으로 향하게 한다. 왼쪽손은 높게 든다.

Back Stretch

재빨리 왼쪽으로 상체와 얼굴을 향하게 하고, 왼손을 바닥에 짚는다.

16

Part 1 : Warm Up

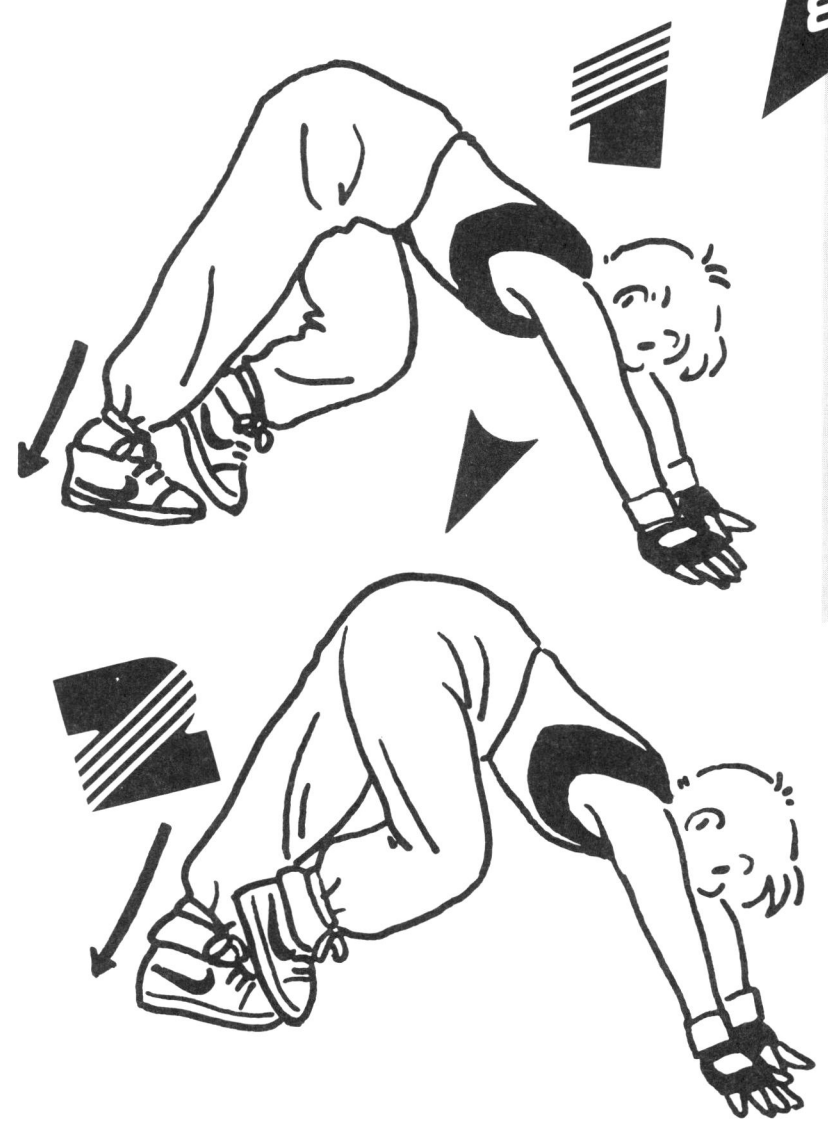

페달 스트레치

양쪽 발을 붙이고, 바닥에 대하여 네 발로 엎드
린 상태에서, 좌우 발을 번갈아가며 바닥을 밟는다.
바닥을 밟은 발은, 무릎과 아킬레스 건(腱)을 곧게
펴야 한다.

Pedal Stretch

Hurdle Stretch

오른쪽 발을 앞쪽으로 펴고,
왼쪽 발은 무릎을 구부려 뒷쪽
으로 한다. 등은 곧게 펴고, 상
체를 오른쪽으로 향하게 한다.

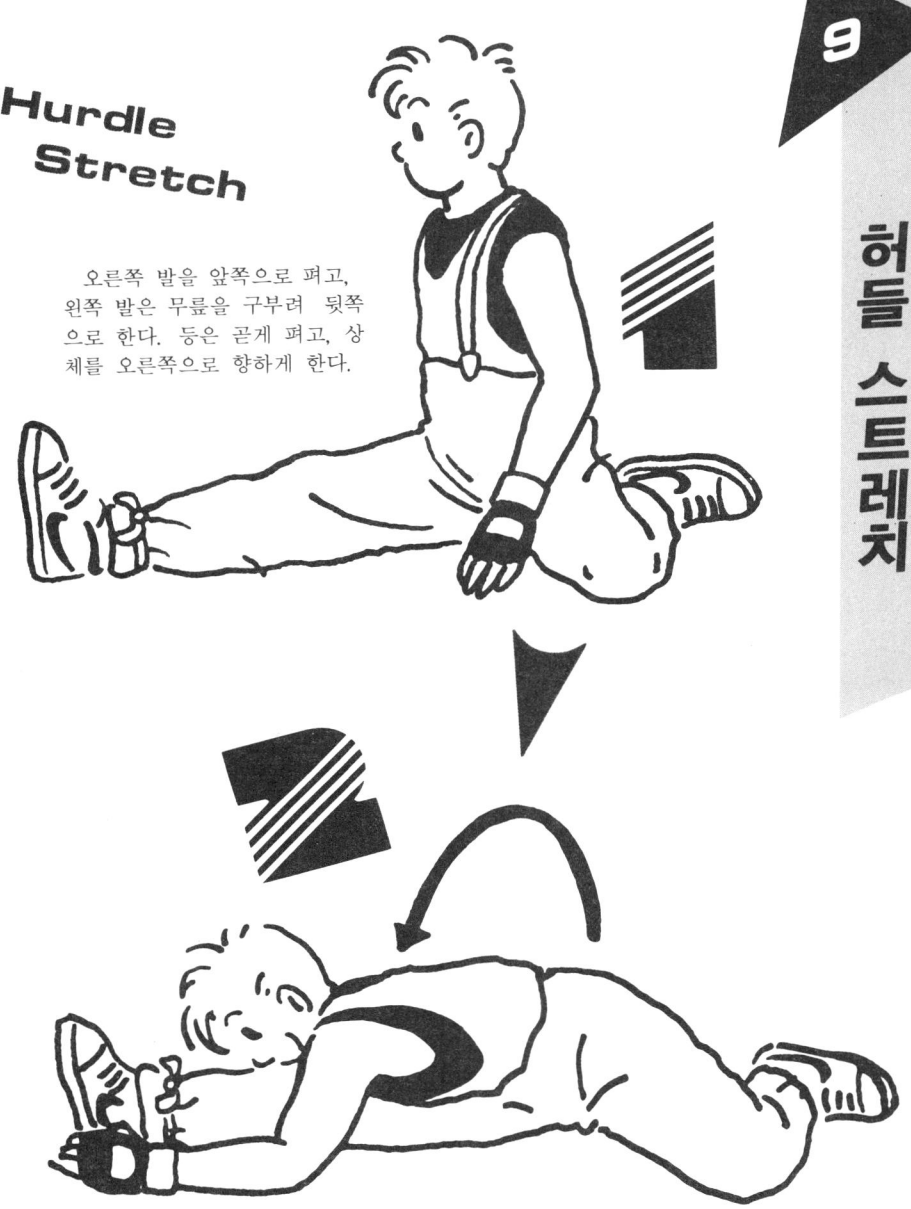

①의 상태에서 상체를 무릎
위로 누인다. 반대쪽도 같은 모
양으로 되풀이 한다. 바운즈는
하지 말것.

Part 1 : Warm Up

암 스트레치

양손을 등
뒤로 맞잡고,
최대한으로
쭉 편다.

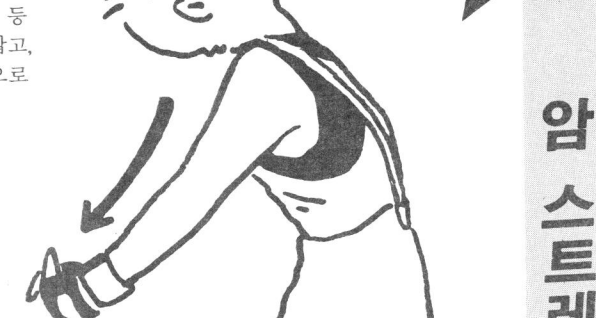

Arm Stretch

양손을 머
리   뒤에서
맞잡고 번갈
아가며 팔꿈
치를   당겨
편다.

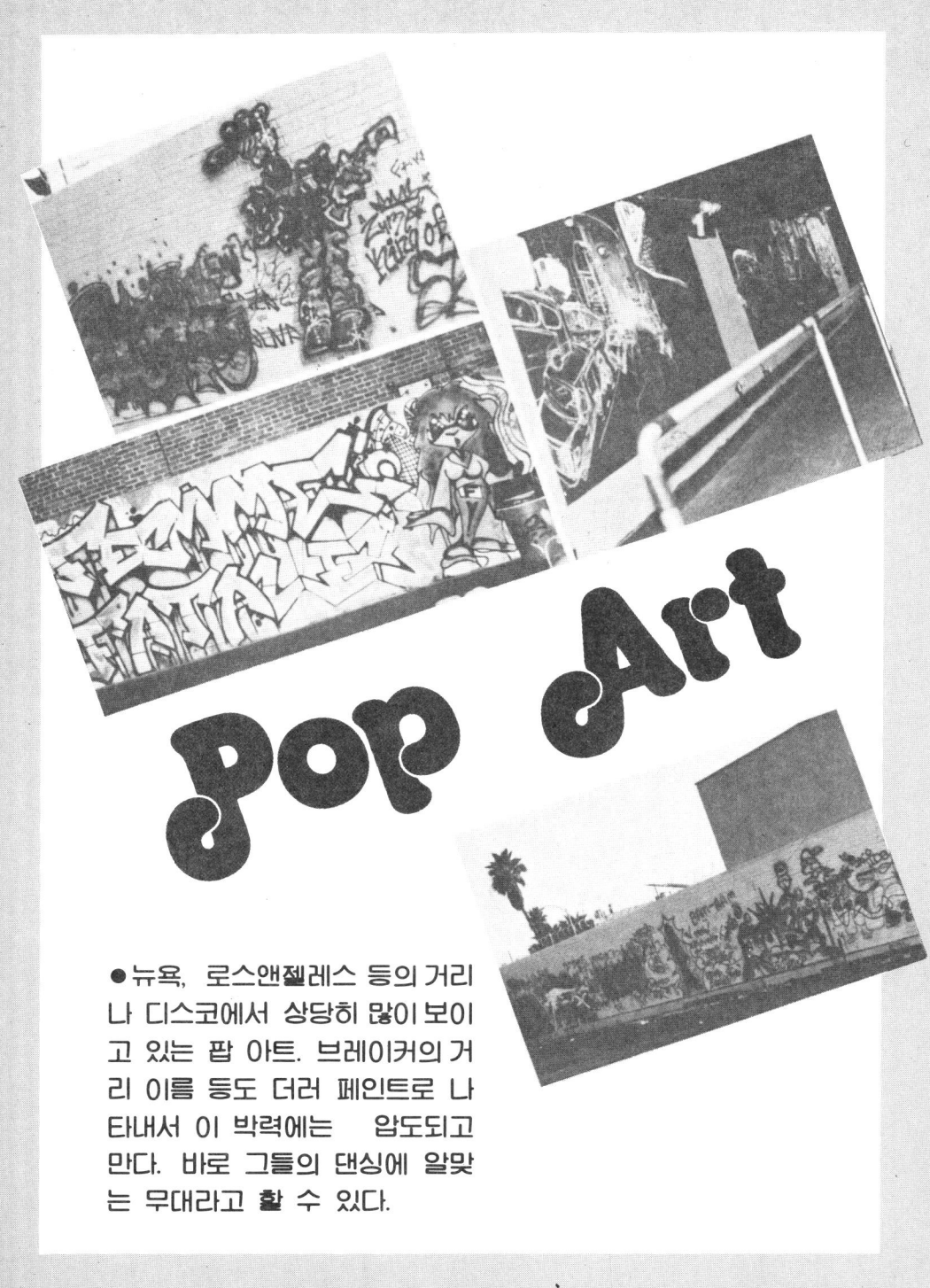

Pop Art

●뉴욕, 로스앤젤레스 등의 거리
나 디스코에서 상당히 많이 보이
고 있는 팝 아트. 브레이커의 거
리 이름 등도 더러 페인트로 나
타내서 이 박력에는 압도되고
만다. 바로 그들의 댄싱에 알맞
는 무대라고 할 수 있다.

Part 2
Break Dance
Steps

브레이크 댄스 스텝스

●브레이크를 출 때, 알아 두어야 할 기본 스텝이 있다. 짧은 스텝이기 때문에, 정확히 마스터해 두는 것이 좋다. 또한, 스텝을 이어서 추는 연습도 필요하다. 무조건 춘다고 해서 되는 것이 아니다. 요컨대 춤을 잘 추기 위해서는 기본적인 것, 예를 들면 체력이나, 여기에 소개하는 스텝 등을 제대로 익혀야 한다. 그래야만 비로소 생각한 대로 표현할 수가 있는 것이다.

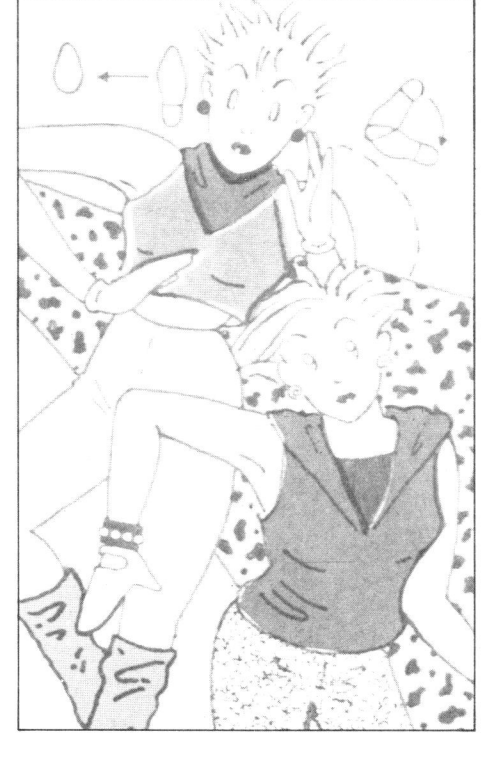

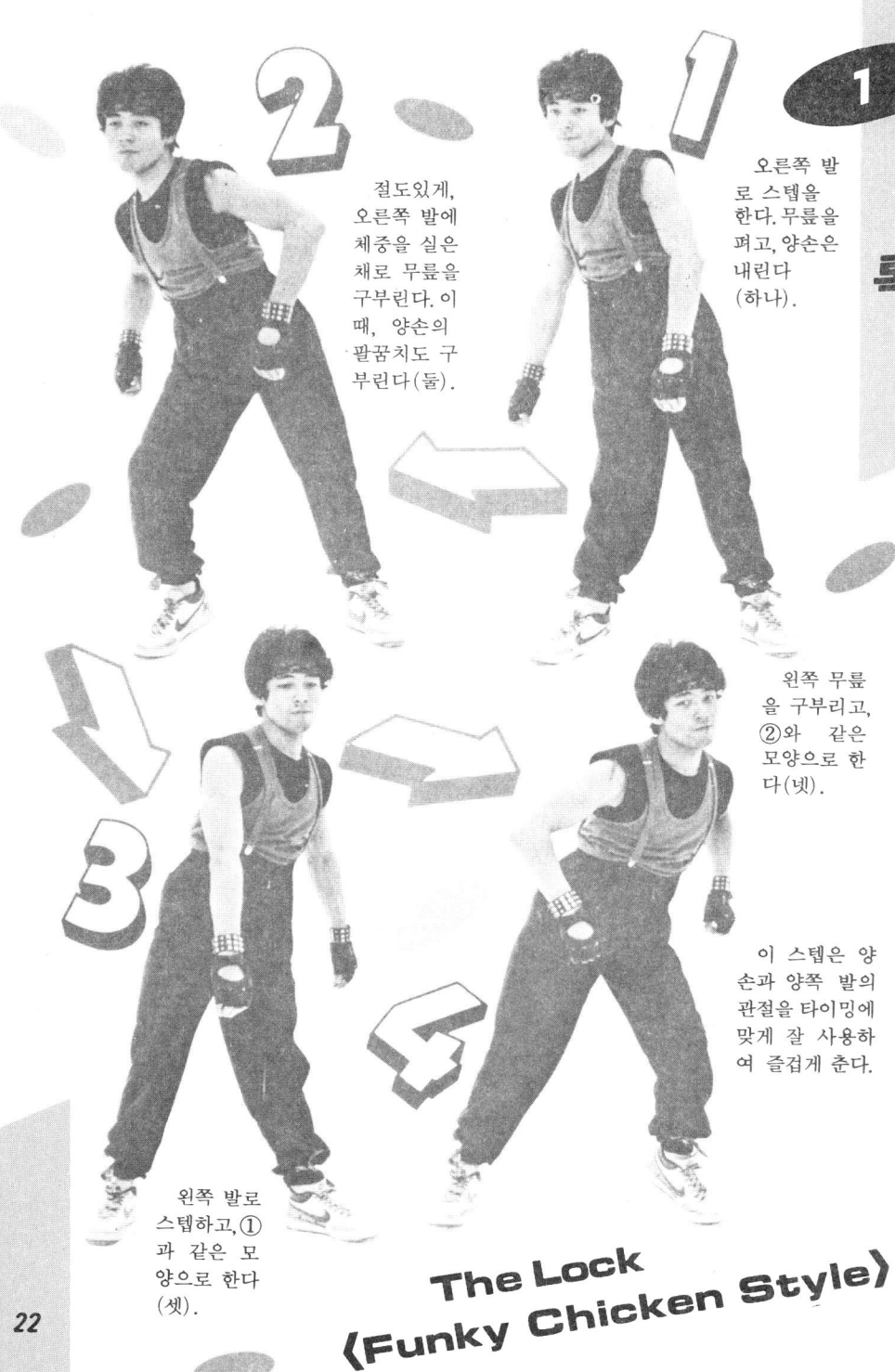

오른쪽 발
로 스텝을
한다. 무릎을
펴고, 양손은
내린다
(하나).

절도있게,
오른쪽 발에
체중을 실은
채로 무릎을
구부린다. 이
때, 양손의
팔꿈치도 구
부린다(둘).

왼쪽 무릎
을 구부리고,
②와 같은
모양으로 한
다(넷).

이 스텝은 양
손과 양쪽 발의
관절을 타이밍에
맞게 잘 사용하
여 즐겁게 춘다.

왼쪽 발로
스텝하고,①
과 같은 모
양으로 한다
(셋).

The Lock
〈Funky Chicken Style〉

Part 2 : Break Dance Steps

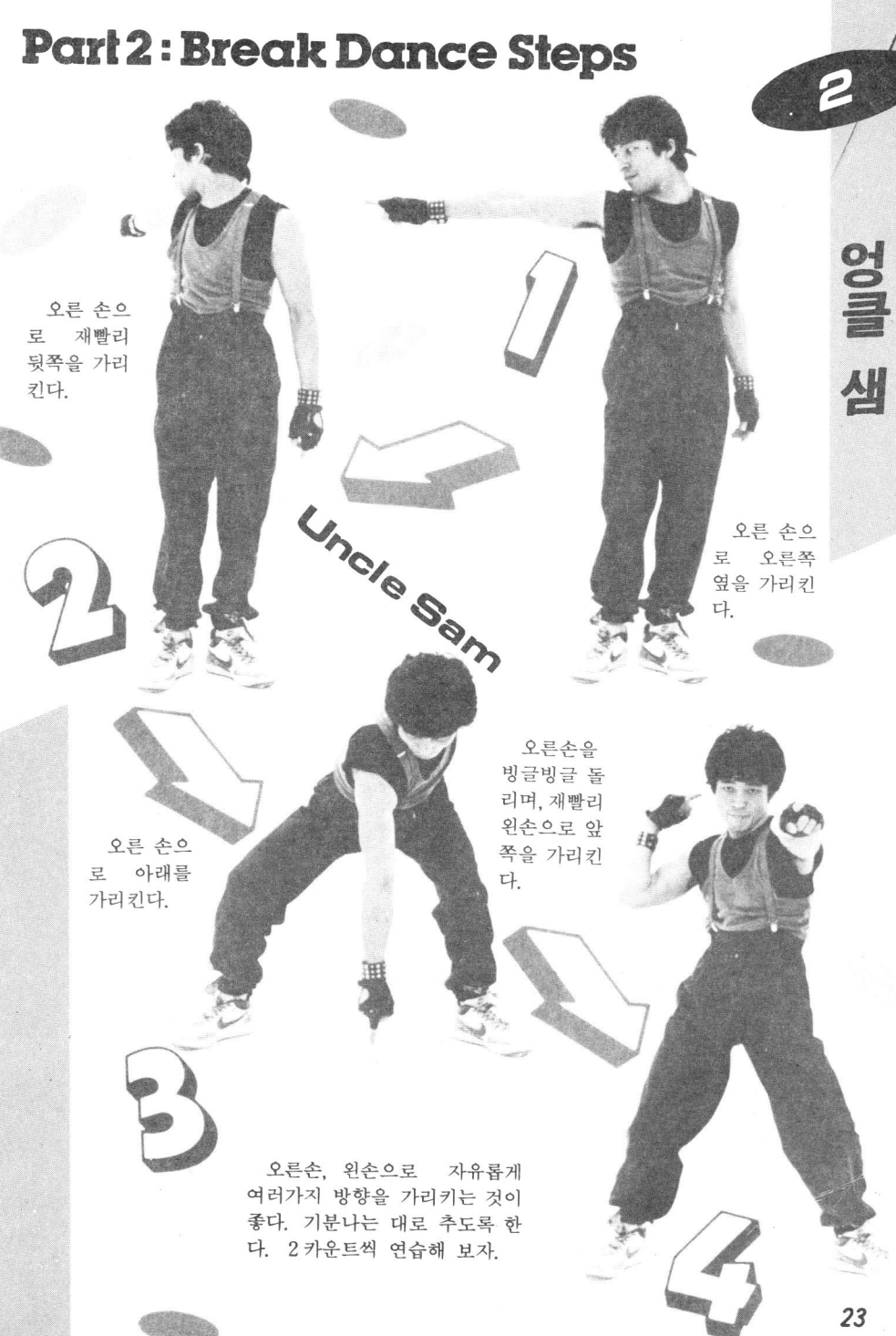

엉클 샘

오른 손으
로 재빨리
뒷쪽을 가리
킨다.

1

Uncle Sam

오른 손으
로 오른쪽
옆을 가리킨
다.

2

오른손을
빙글빙글 돌
리며, 재빨리
왼손으로 앞
쪽을 가리킨
다.

오른 손으
로 아래를
가리킨다.

3

오른손, 왼손으로 자유롭게
여러가지 방향을 가리키는 것이
좋다. 기분나는 대로 추도록 한
다. 2카운트씩 연습해 보자.

4

23

양손을 벌리고 선다.

1

2

3

양손을 빙글빙글
안쪽에서 바깥쪽으
로 돌린다.

Clamps

양손 돌리기를 계
속한다.

Part 2 : Break Dance Steps

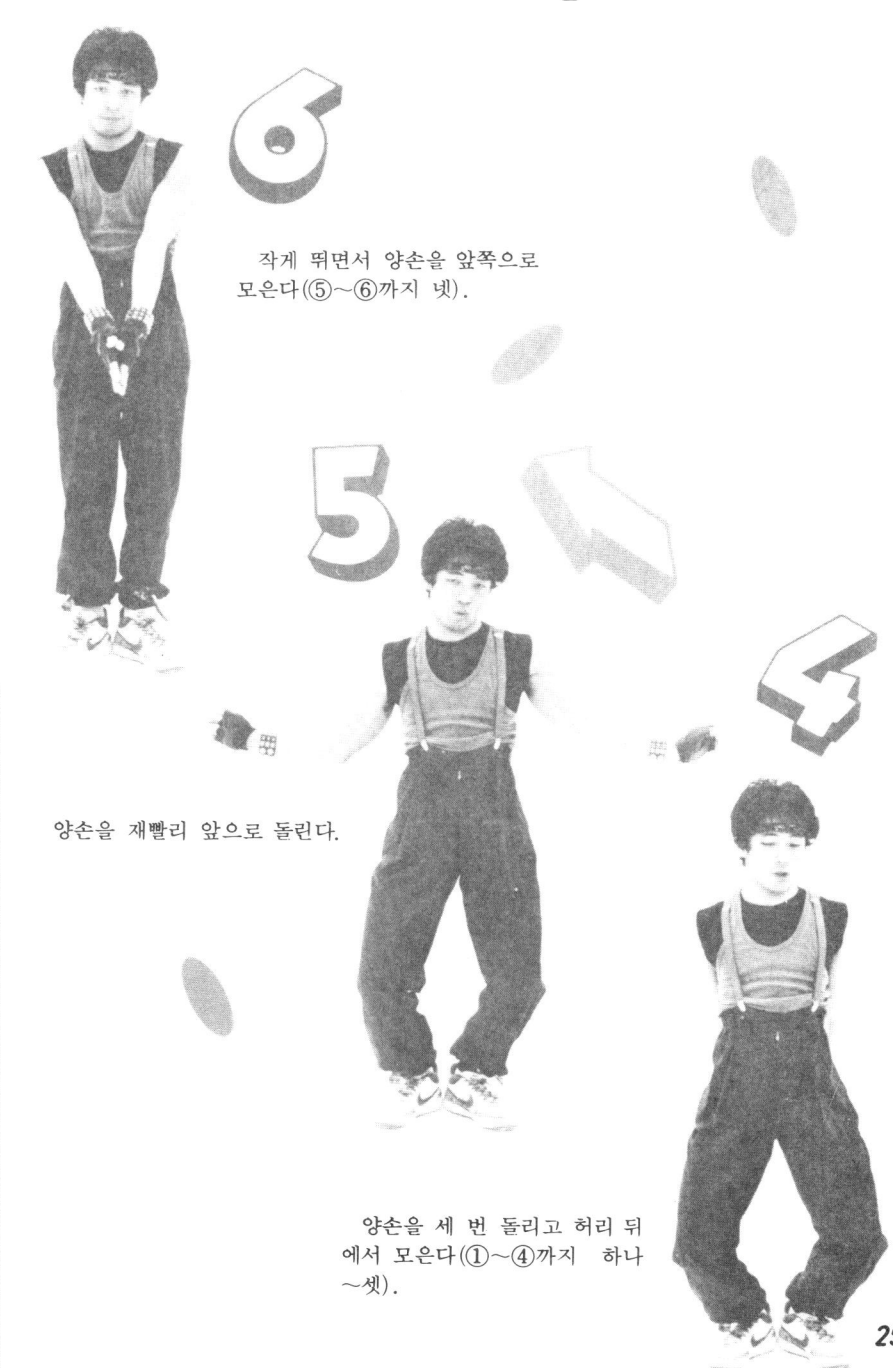

작게 뛰면서 양손을 앞쪽으로
모은다(⑤~⑥까지 넷).

양손을 재빨리 앞으로 돌린다.

양손을 세 번 돌리고 허리 뒤
에서 모은다(①~④까지 하나
~셋).

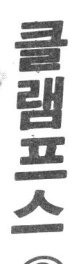

양손을 빙
글빙글 안쪽
에서 바깥쪽
으로 돌린다.
(하나~둘).

양손을 세
번 돌리며
오른쪽 발을
왼쪽 발 앞
으로 교차시
킨다(셋, 넷).

②의 상태
에서 왼쪽으
로 한 번 회
전한다(다섯
~여섯).

회전이 끝
나면 동시에
양손을 뒷쪽
으로 모으고
가볍게 뛰며,
양손을 앞으
로 돌리며
모은다. 클램
프스(1)과
같은 모양으
로 한다 (일
곱~여덟).

26

Part 2 : Break Dance Steps

Knee Drop

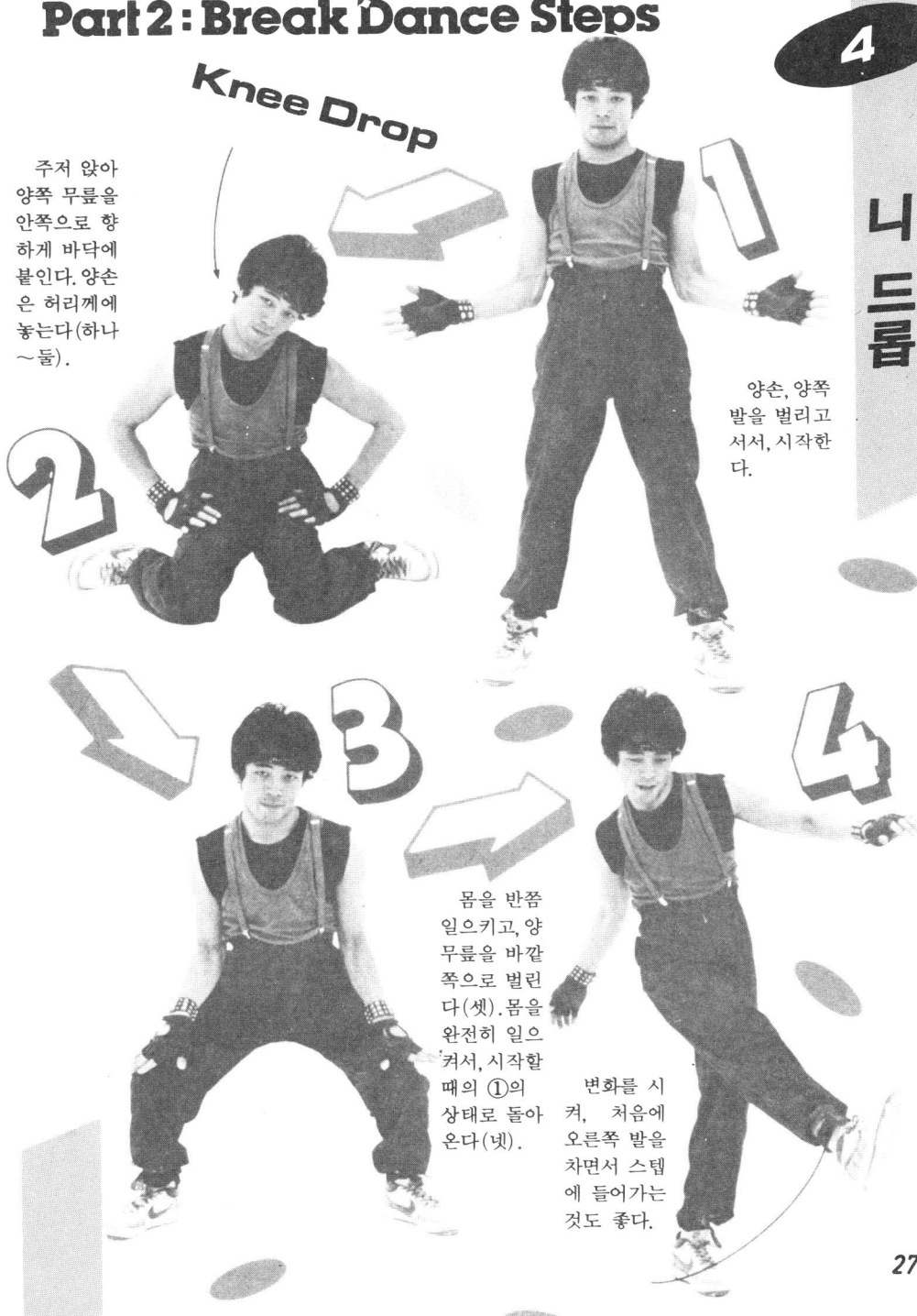

니 드롭

주저 앉아
양쪽 무릎을
안쪽으로 향
하게 바닥에
붙인다. 양손
은 허리께에
놓는다(하나
~둘).

양손, 양쪽
발을 벌리고
서서, 시작한
다.

몸을 반쯤
일으키고, 양
무릎을 바깥
쪽으로 벌린
다(셋). 몸을
완전히 일으
켜서, 시작할
때의 ①의
상태로 돌아
온다(넷).

변화를 시
켜, 처음에
오른쪽 발을
차면서 스텝
에 들어가는
것도 좋다.

27

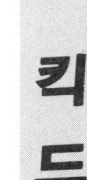

킥 드롭

1

오른쪽 발로 오른
쪽 앞을 비스듬히
찬다(하나).

2

들어서 찬 오른쪽 발을 뒷쪽
으로 당기고, 몸을 아래로 한다.
왼쪽 무릎을 세우고, 그 위에 양
손을 포갠 포즈를 취한다(둘).

3

몸을 일으켜서 오른쪽 발을
왼쪽 발에 붙인다(셋~넷). 반
대쪽도 같은 모양으로 연습해
보자.

Kick Drop

Part 2 : Break Dance Steps

Hand-Knee-Feet-Touch

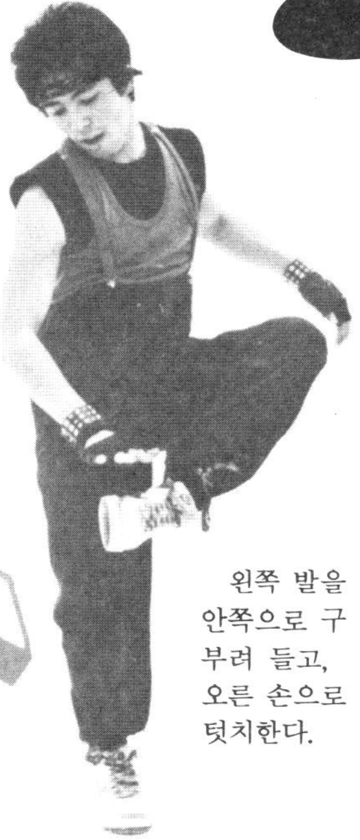

왼쪽 발을 내리면서 동시에 오른손으로 옆을 가리킨다.

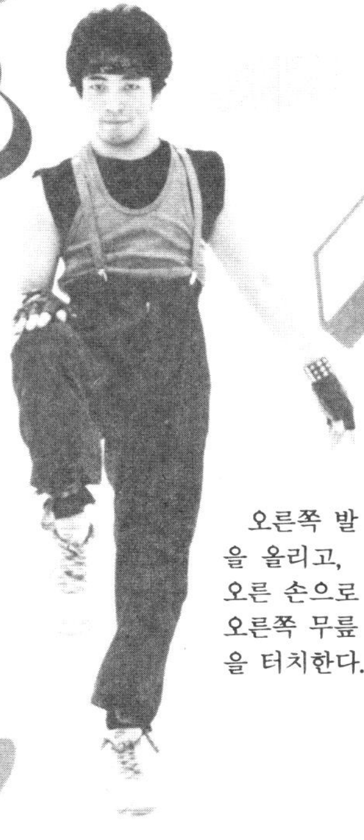

2

1

왼쪽 발을 안쪽으로 구부려 들고, 오른 손으로 텃치한다.

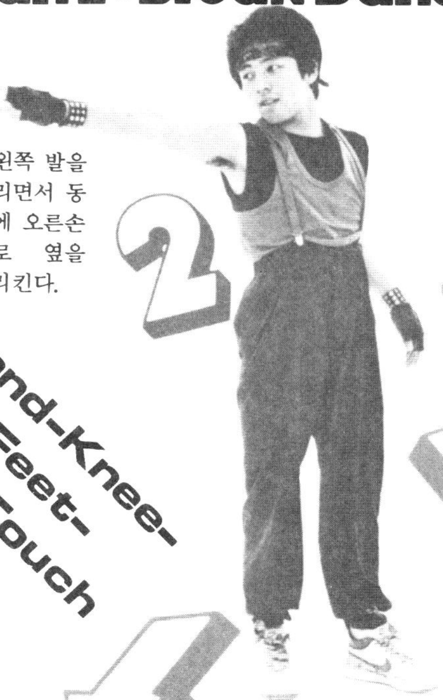

3

4

오른쪽 발을 올리고, 오른 손으로 오른쪽 무릎을 터치한다.

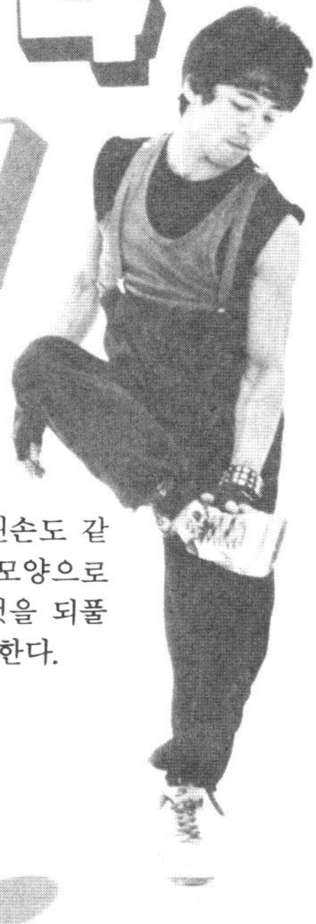

왼손도 같은 모양으로 이것을 되풀이 한다.

발을 올리고 내리면서, 시간을 맞추어 터치한다. 2 카운트씩 연습해 보자.

가볍게 움츠린 상태에
서 시작한다.

Alpha Kicks

알파 킥

상체를 뒤로 눕히고,
양손을 뒷쪽 바닥에 댄
다. 동시에 오른쪽 발로
앞쪽을 찬다.

재빨리 상체를 일으켜
서 ①의상태로 돌아온
다. 일어날 때, 회전하
는 방향을 바꾸는 것도
좋다.

좌우의 발을 번갈아가
며 방향을 바꾸어 차도
록 해보자.

Part 2 : Break Dance Steps

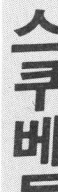

Scubat

오른쪽 발을 오른쪽
옆으로 찬다(하나).

들어서 찬 오른쪽 발
을 왼쪽 발에 붙여놓는
것과 동시에 가볍게 뛴
다(둘). 재빨리 왼쪽 발
을 왼쪽 옆으로 찬다
(셋).
찬 왼쪽 발을 오른쪽
발에 붙인다(넷).

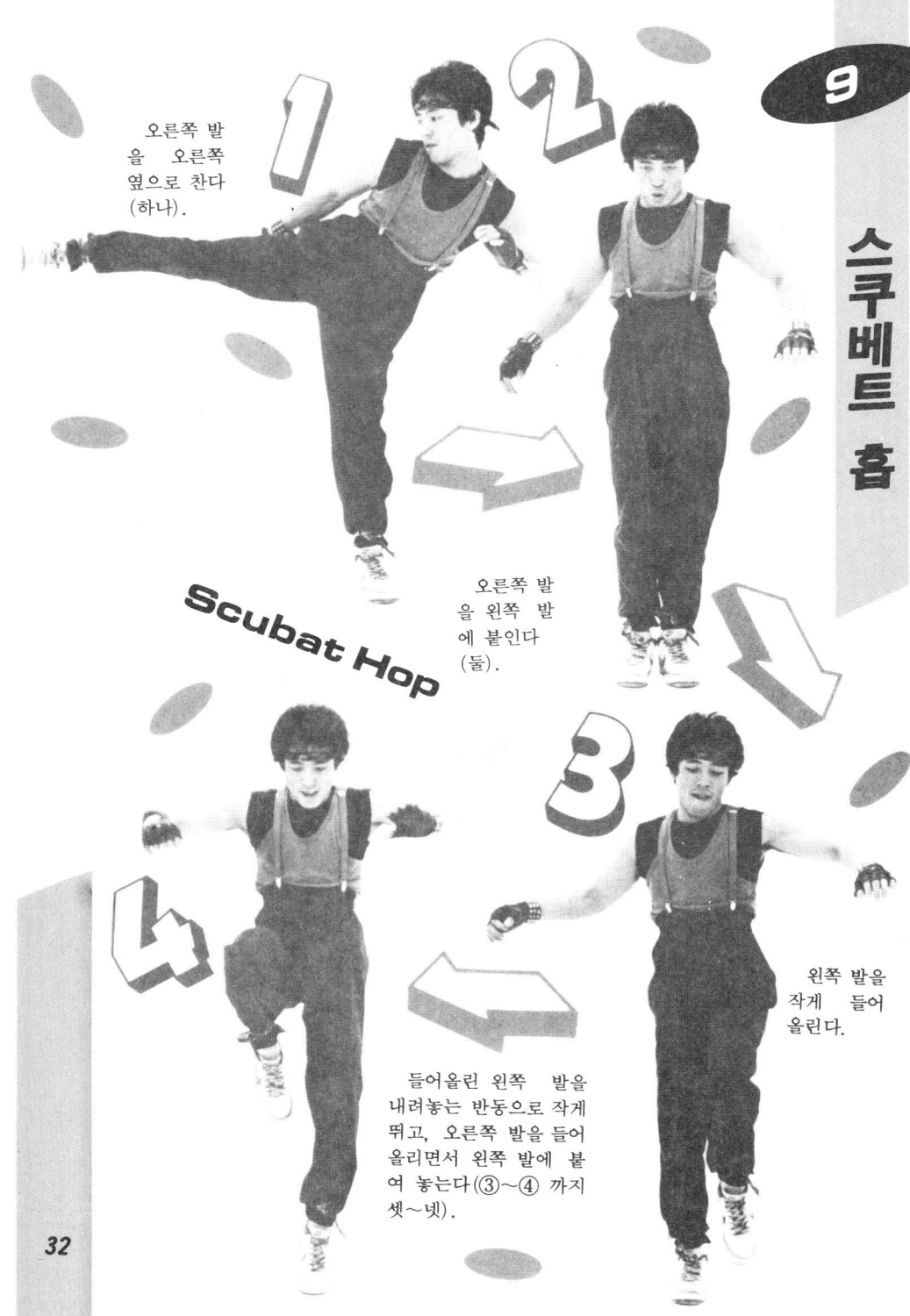

스쿠베트 홉

오른쪽 발을 오른쪽 옆으로 찬다 (하나).

Scubat Hop

오른쪽 발을 왼쪽 발에 붙인다 (둘).

왼쪽 발을 작게 들어 올린다.

들어올린 왼쪽 발을 내려놓는 반동으로 작게 뛰고, 오른쪽 발을 들어 올리면서 왼쪽 발에 붙여 놓는다(③~④ 까지 셋~넷).

Part 2 : Break Dance Steps

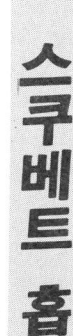

스쿠베트 홉 킥

오른쪽 발
을 오른쪽
옆으로 찬다
(하나).

Scubat
Hop Kick

오른쪽 발
을 왼쪽 발
에 붙인다
(둘).

들어올린
왼쪽 발을
내려놓는 반
동으로 작게
뛰며, 오른쪽
발을 앞쪽으
로 차면서
왼쪽 발에
갖다 붙인다
(③~④ 까
지 셋~넷).

왼쪽 발을
들어 올린다.

"Street Performance"

미국은 쇼 비지니스의 나라이다. 뉴욕 거리나 로스앤젤레스의 베니스 비치는 물론, 공항, 파킹, 광장이나 공원 등, 사람이 모이는 장소에서는 언제나 쇼가 개최된다고 해도 과언은 아닐 것이다. 음악인, 마임을 연출하는 사람, 엑터, 지압사(指壓師)까지, 자칭 예술가가 기술을 겨루고 있는 것이다. 그 중에서도 가장 눈길을 끌고, 또 인기가 있는 것은 브레이크 댄싱이라고 본다.

미국에서는 브레이크 댄싱을, 캐싱 댄스라고 부른다. 춤을 잘 추면 TV의 C·F나 쇼, 영화 등, 곧 돈과 연결될 수가 있기 때문이다. 브레이커들은 카메라를 향하여 미소를 던지며, 신이 나서 춤을 추고, 상당히 자기 자신을 드러내 보이기 위해 열중한다. 기회가 주어지면, 영화의 주연이나 조연으로 출연할 수 있기 때문이다.

스트리트에서는, 아직 무명의 브레이커들이 적은 팁으로 심혈을 기울여 댄스를 공연하고 있다. 그리고 점차 새로운 브레이크의 기술을 연구하면서, 내일의 히로를 꿈꾸고 있다.

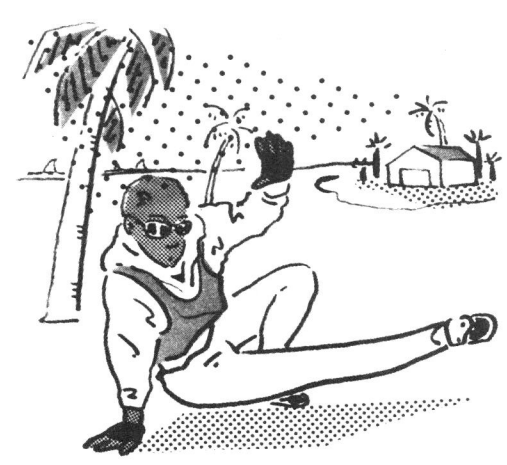

Part 3
Electric Boogie Steps

일렉트릭 부기 스텝스

●이 일렉트릭 부기는, 브레이크 댄싱 중에서 상당히 중요한 부분이다. 동작도 즐겁고, 재미있는 스텝이다. 처음에는, 로보트와 같은 동작을 일렉트릭 부기라고 불렀다. 문 워―크, 웨이브, 이집티언 등은, 이미 대중화된 스텝이 되어 있다. 또한, 일렉트릭 부기는, 여성이나 나이 많은 사람들도 충분히 마스터할 수 있는 스텝이다.

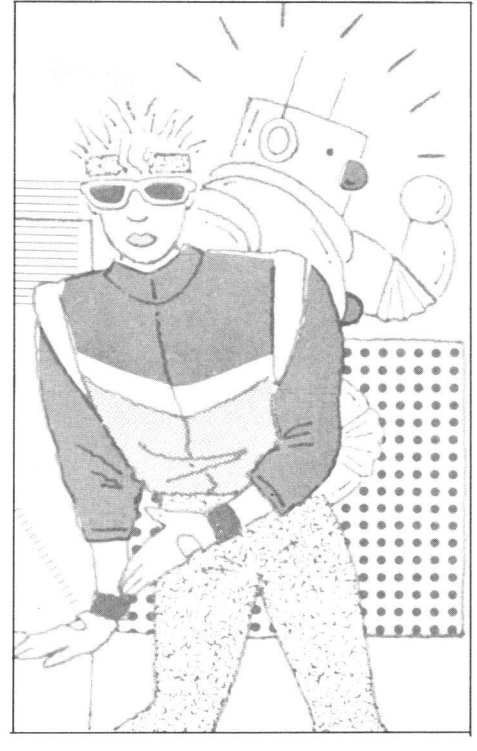

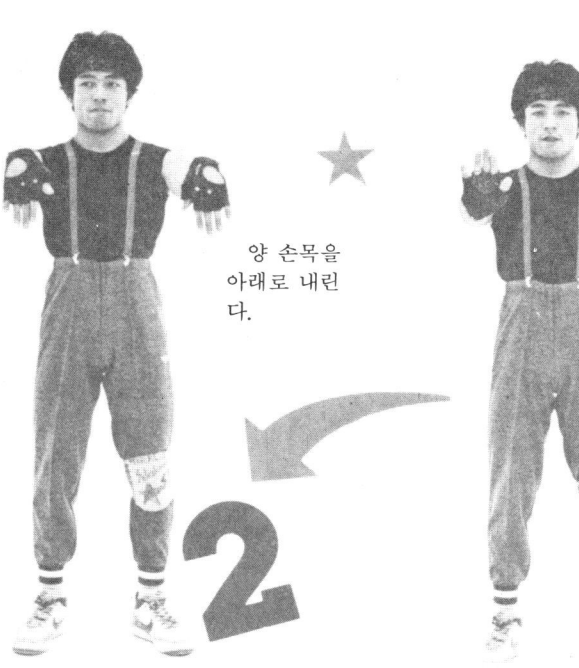

양 손목을
아래로 내린
다.

양손을 곧
바로 앞쪽으
로 펴면서
선다. 양손의
손바닥은 앞
쪽을 향하게
한다.

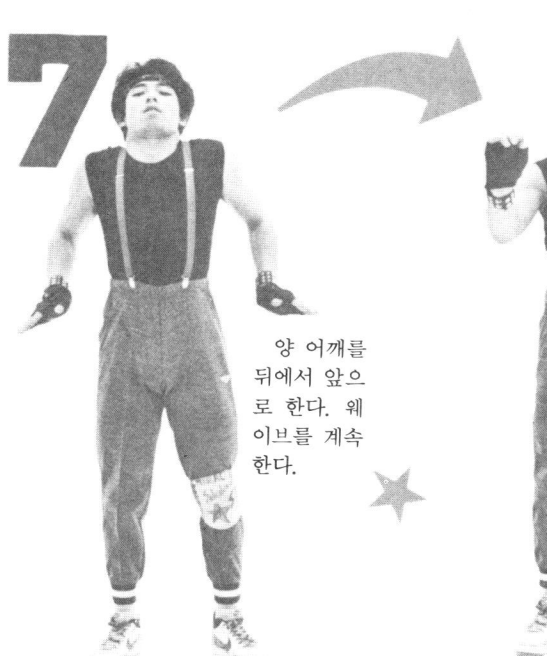

양 어깨를
뒤에서 앞으
로 한다. 웨
이브를 계속
한다.

양손을 웨
이브 시키며
①의 상태로
돌아온다(⑥
~⑧ 까지가
후반 웨이브
이다.).

Part3 : Electric Boogie Steps

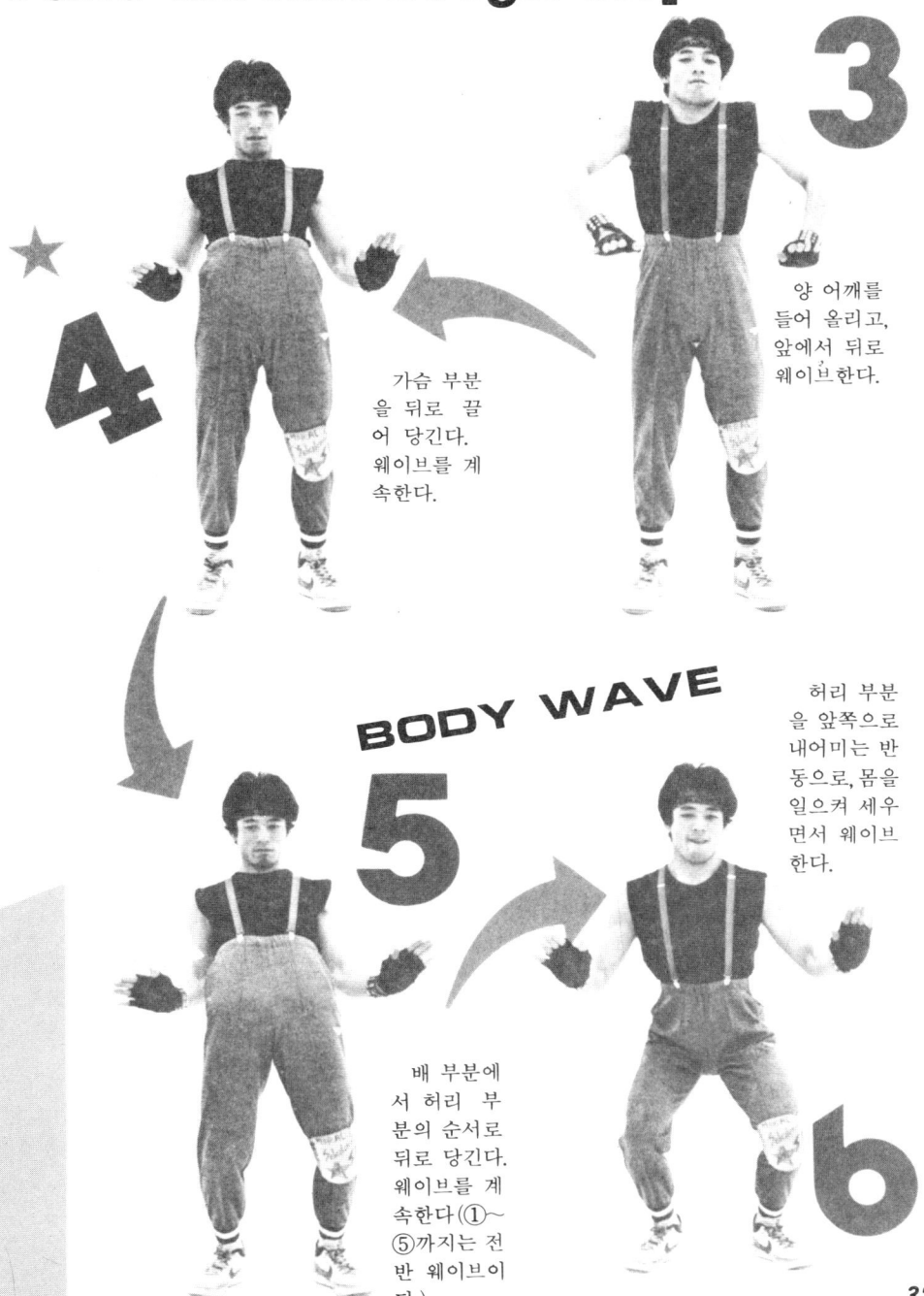

3

양 어깨를
들어 올리고,
앞에서 뒤로
웨이브한다.

★

4

가슴 부분
을 뒤로 끌
어 당긴다.
웨이브를 계
속한다.

BODY WAVE

허리 부분
을 앞쪽으로
내어미는 반
동으로, 몸을
일으켜 세우
면서 웨이브
한다.

5

6

배 부분에
서 허리 부
분의 순서로
뒤로 당긴다.
웨이브를 계
속한다(①～
⑤까지는 전
반 웨이브이
다.).

37

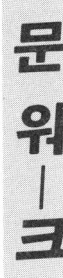
1

왼쪽 발의 발끝에 체중을 신는다. 오른쪽 발을 뒷쪽으로 이동하기 전에, 바닥에서 가볍게 띄워 보자.

2

오른쪽 발을 뒷쪽으로 미끄러지듯이 이동한다. 이때 체중은 왼쪽 발에 실어둔 채로 한다.

3

MOON WALK

왼쪽 발에 체중을 실은 채로, 다시 오른쪽 발을 뒤쪽으로 이동한다.

Part 3 : Electric Boogie Steps

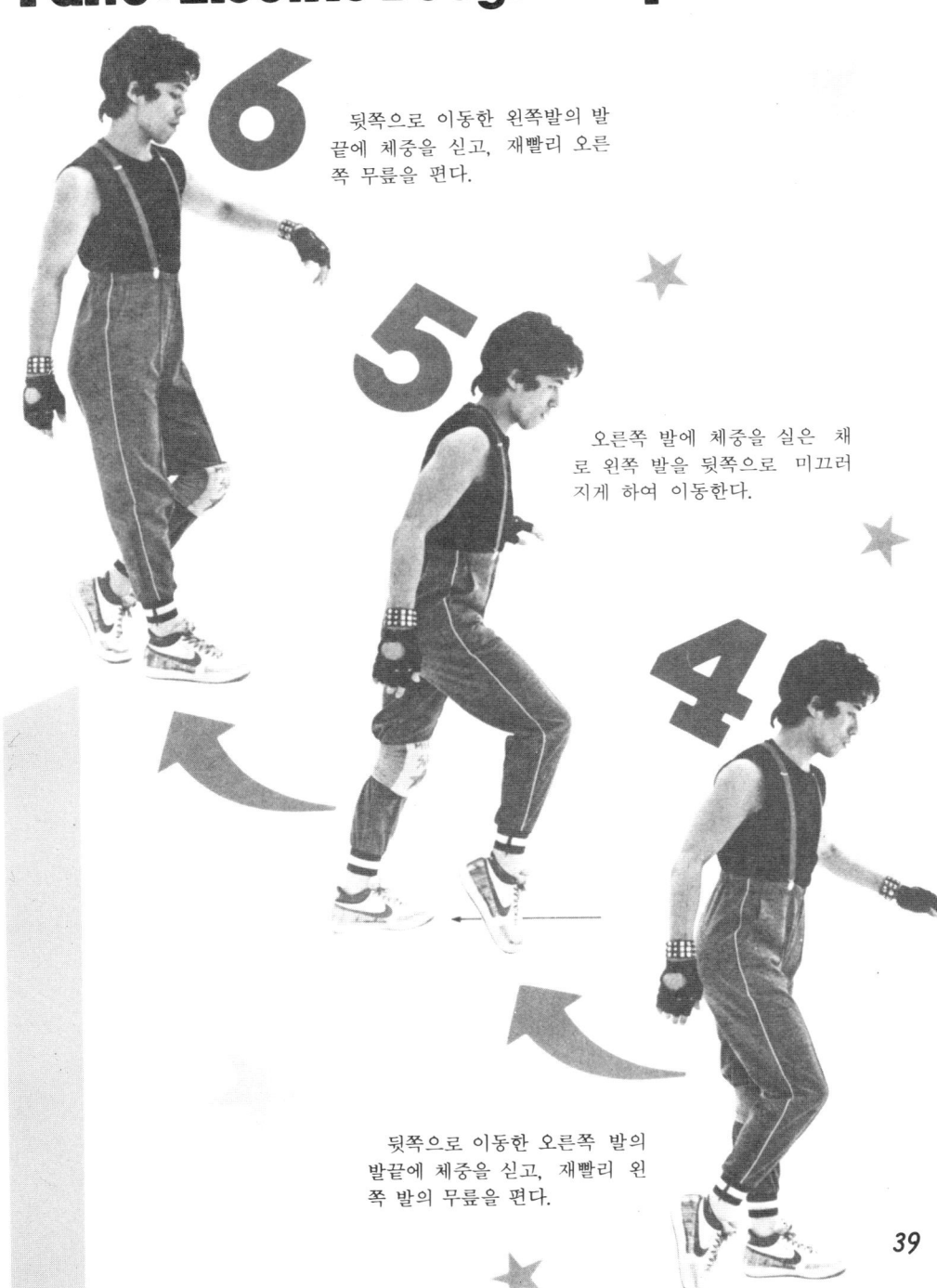

뒷쪽으로 이동한 왼쪽발의 발
끝에 체중을 싣고, 재빨리 오른
쪽 무릎을 편다.

오른쪽 발에 체중을 실은 채
로 왼쪽 발을 뒷쪽으로 미끄러
지게 하여 이동한다.

뒷쪽으로 이동한 오른쪽 발의
발끝에 체중을 싣고, 재빨리 왼
쪽 발의 무릎을 편다.

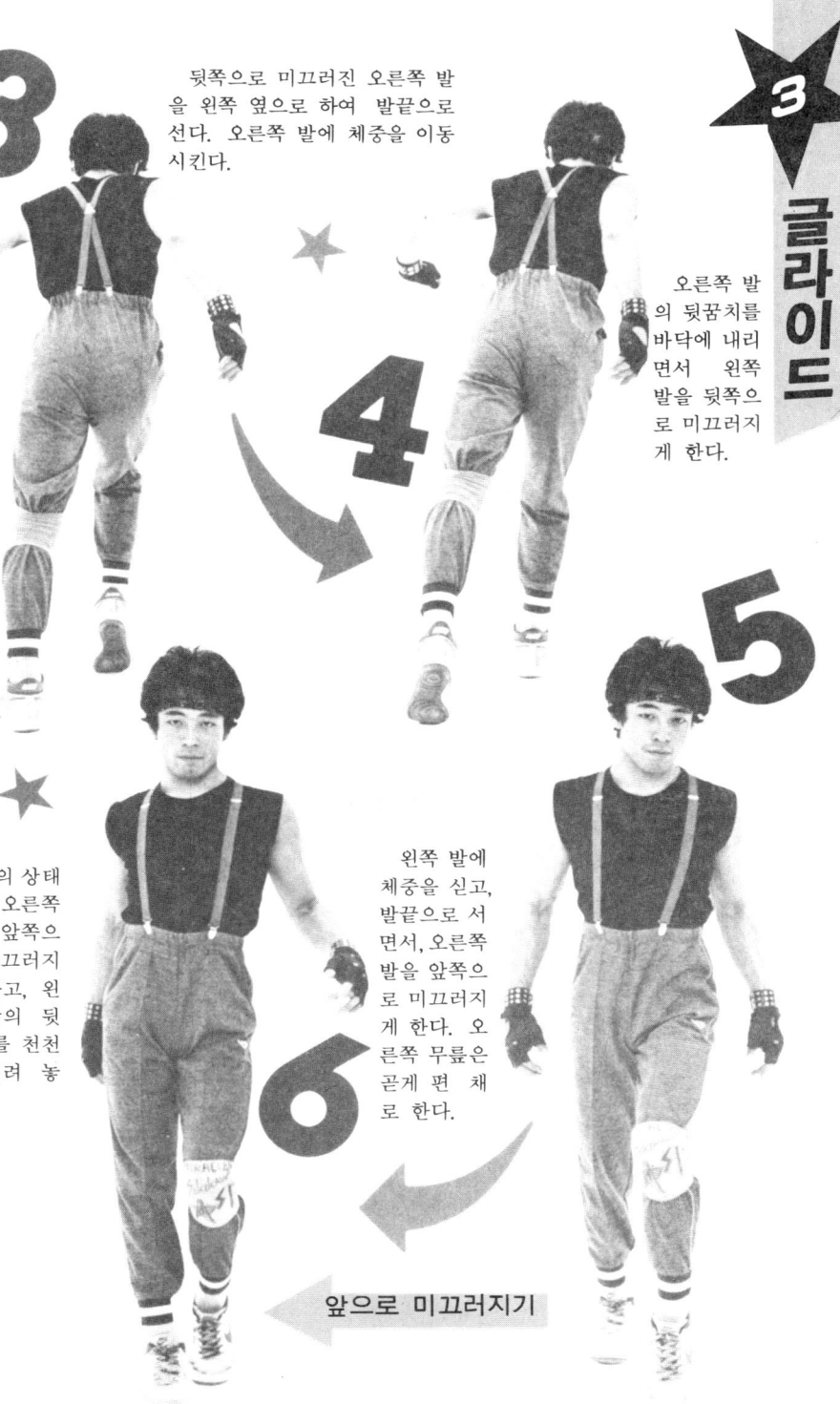

3

뒷쪽으로 미끄러진 오른쪽 발을 왼쪽 옆으로 하여 발끝으로 선다. 오른쪽 발에 체중을 이동시킨다.

오른쪽 발의 뒷꿈치를 바닥에 내리면서 왼쪽 발을 뒷쪽으로 미끄러지게 한다.

4

5

⑤의 상태에서 오른쪽 발을 앞쪽으로 미끄러지게 하고, 왼쪽 발의 뒷꿈치를 천천히 내려 놓는다.

왼쪽 발에 체중을 싣고, 발끝으로 서면서, 오른쪽 발을 앞쪽으로 미끄러지게 한다. 오른쪽 무릎은 곧게 편 채로 한다.

6

앞으로 미끄러지기

40

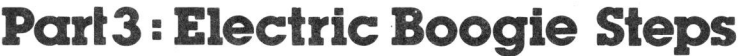

Part 3 : Electric Boogie Steps

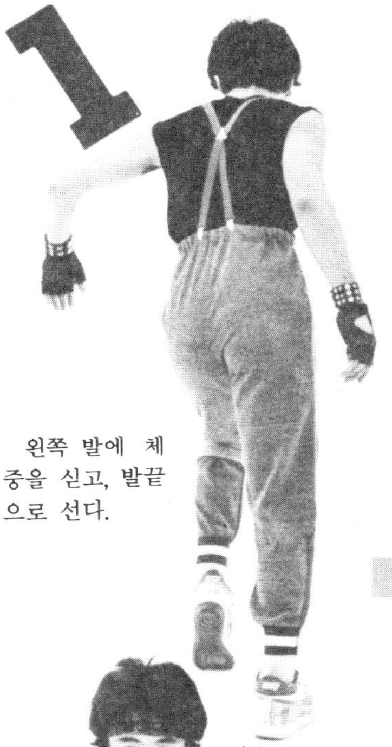

1

왼쪽 발에 체
중을 싣고, 발끝
으로 선다.

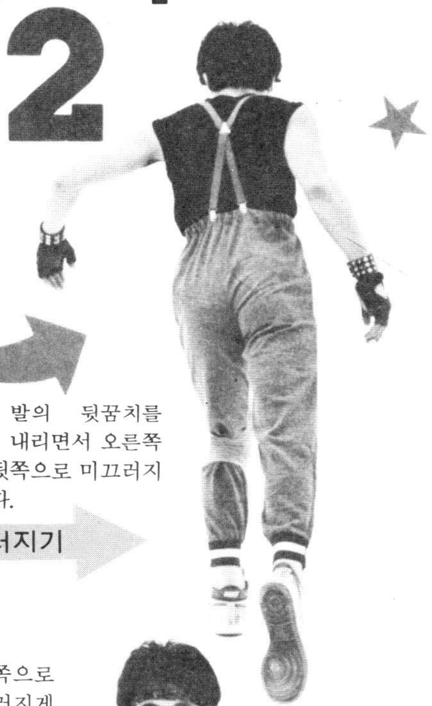

2

왼쪽 발의 뒷꿈치를
바닥에 내리면서 오른쪽
발을 뒷쪽으로 미끄러지
게 한다.

뒤로 미끄러지기

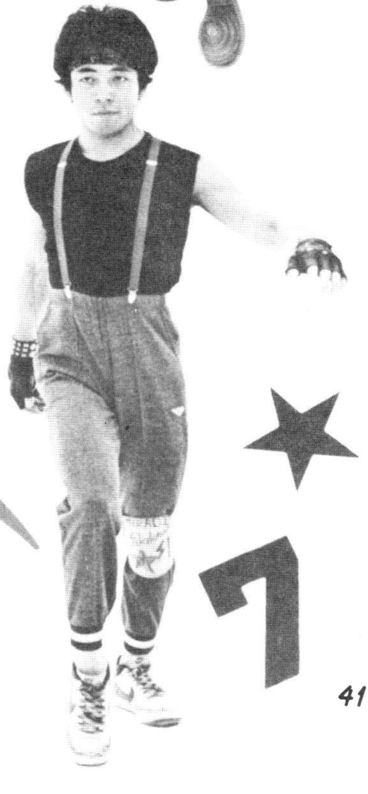

앞쪽으로
미끄러지게
했던 오른쪽
발은 발끝으
로 선다. 오
른쪽 발에
체중을 이동
시킨다. 동시
에 왼쪽 발
을 뒷쪽에서
앞쪽으로 미
끄러지게 한
다.

8

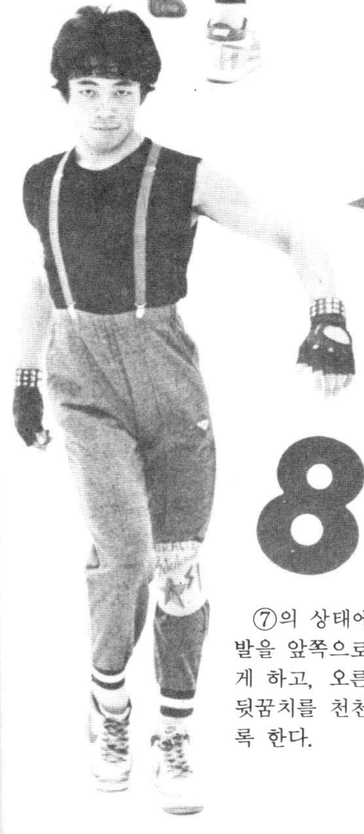

⑦의 상태에서 왼쪽
발을 앞쪽으로 미끄러지
게 하고, 오른쪽 발의
뒷꿈치를 천천히 내리도
록 한다.

7

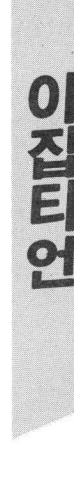

이 스텝은, 이집트인의 춤의 일종으로 알려져 있다. 그 동작은 비트에 따라 포즈를 변화시켜 보면 재미있다.

1

2

3

이집티언

이 외에도 여러가지의 동작을 연구하여 보자.

EGYPTIAN

Part3 : Electric Boogie Steps

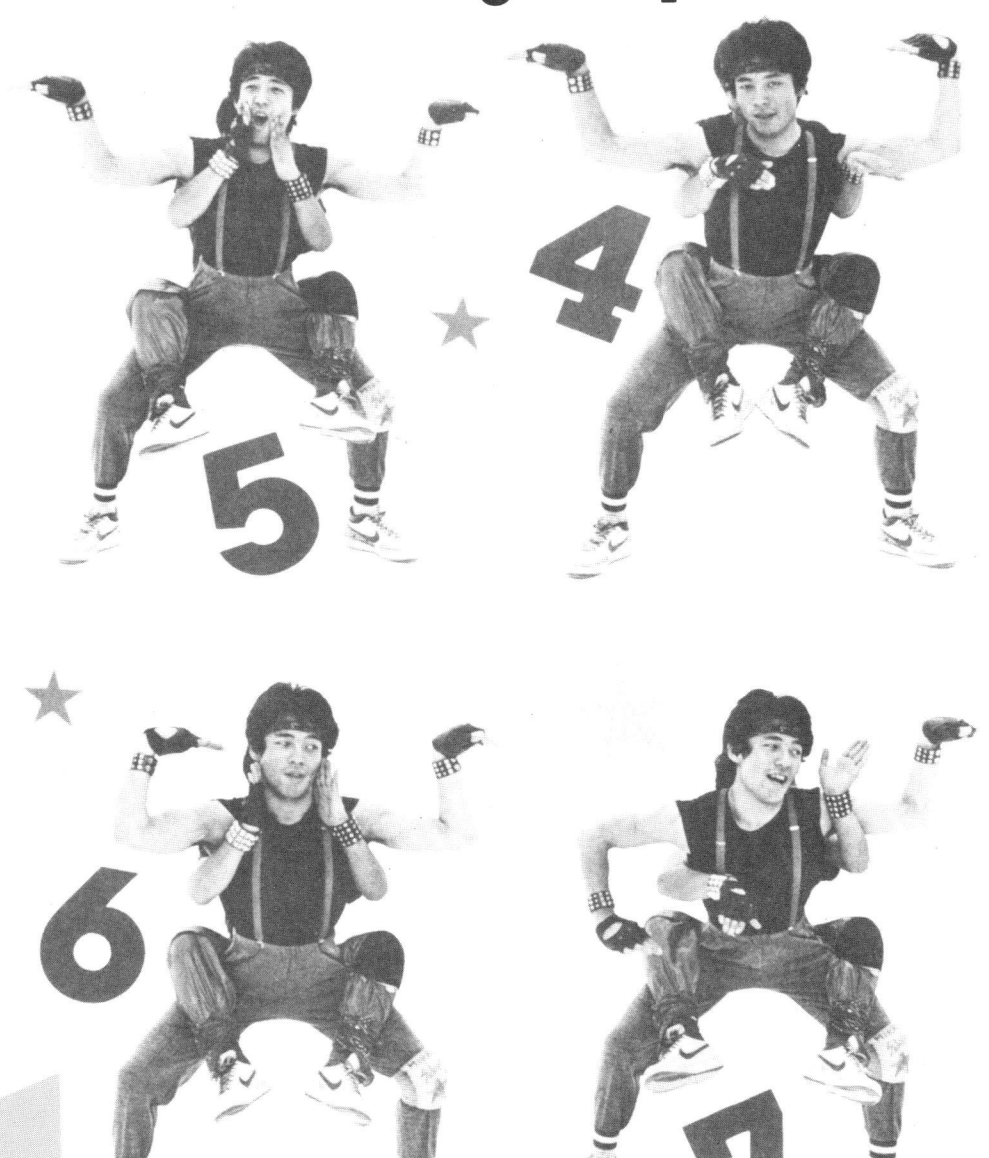

두 사람이 하는 이집티언이다. 우스꽝스러우면서도 즐거운 동작이
특징이다. 박자에 맞추어서 절도있게 추어 보자. 몇 초 동안이라도 이
포즈를 유지할 수 있도록 연습하여 보자.

니 턴

오른쪽 무릎을 바닥에
대는 반동으로, 왼쪽으
로 회전을 시작한다.

무릎으로 왼쪽 돌기를
계속한다.

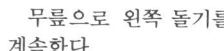

KNEE TURNS

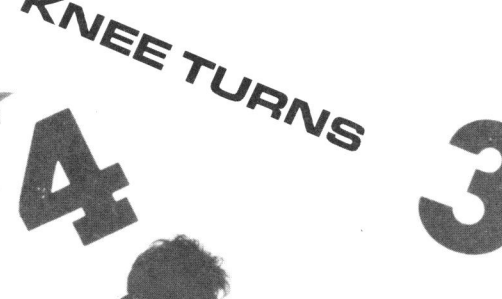

180도 회전하여 왼쪽
발을 앞쪽으로 한다. 다
시 왼쪽 무릎을 바닥에
대는 반동으로, 왼쪽 돌
기를 시작한다.

무릎으로 왼쪽 회전을
계속한다. ①로 돌아온
다.

44

Part3 : Electric Boogie Steps

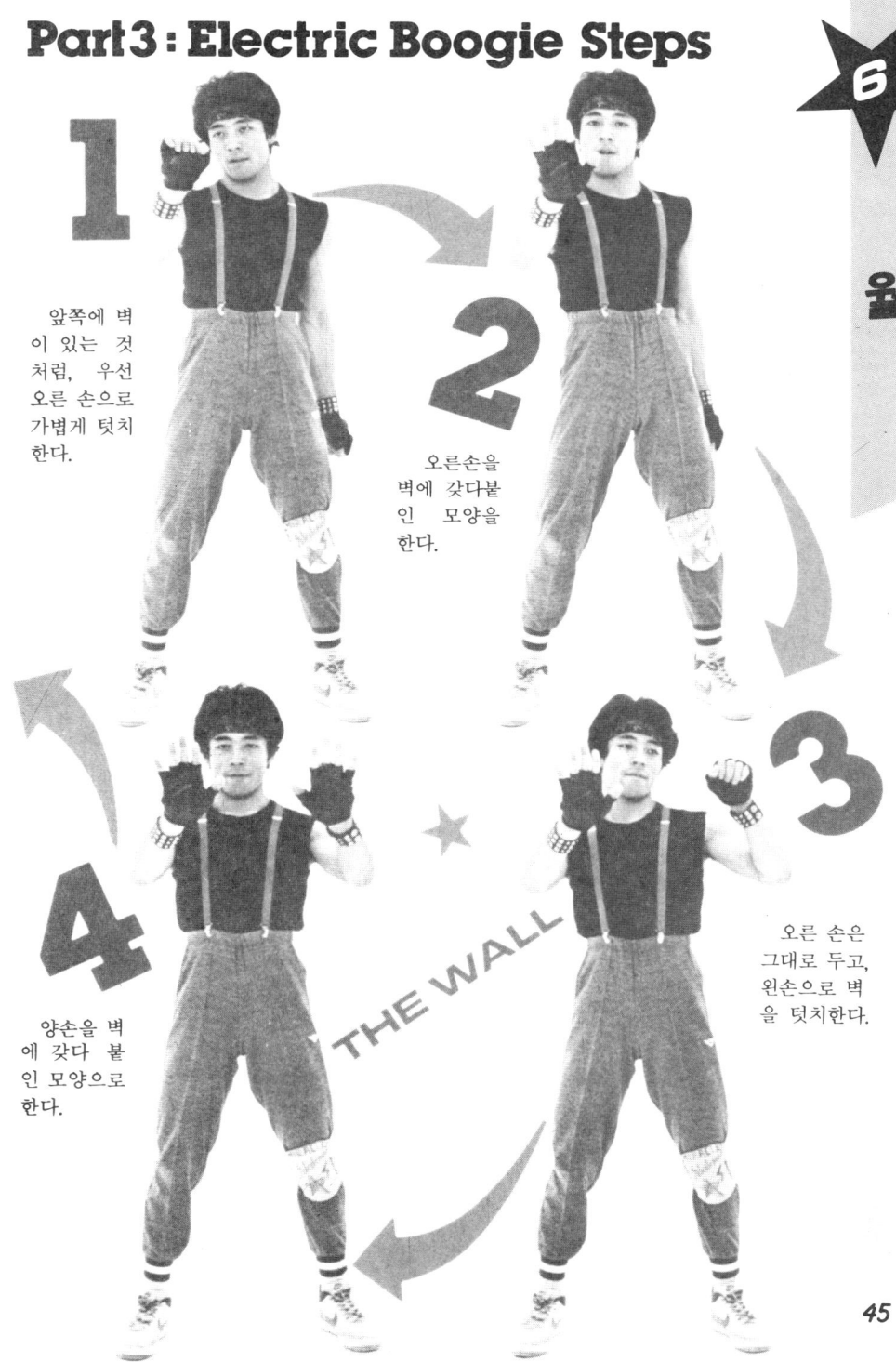

앞쪽에 벽
이 있는 것
처럼, 우선
오른 손으로
가볍게 텃치
한다.

오른손을
벽에 갖다붙
인 모양을
한다.

양손을 벽
에 갖다 붙
인 모양으로
한다.

오른 손은
그대로 두고,
왼손으로 벽
을 텃치한다.

THE WALL

6
월

45

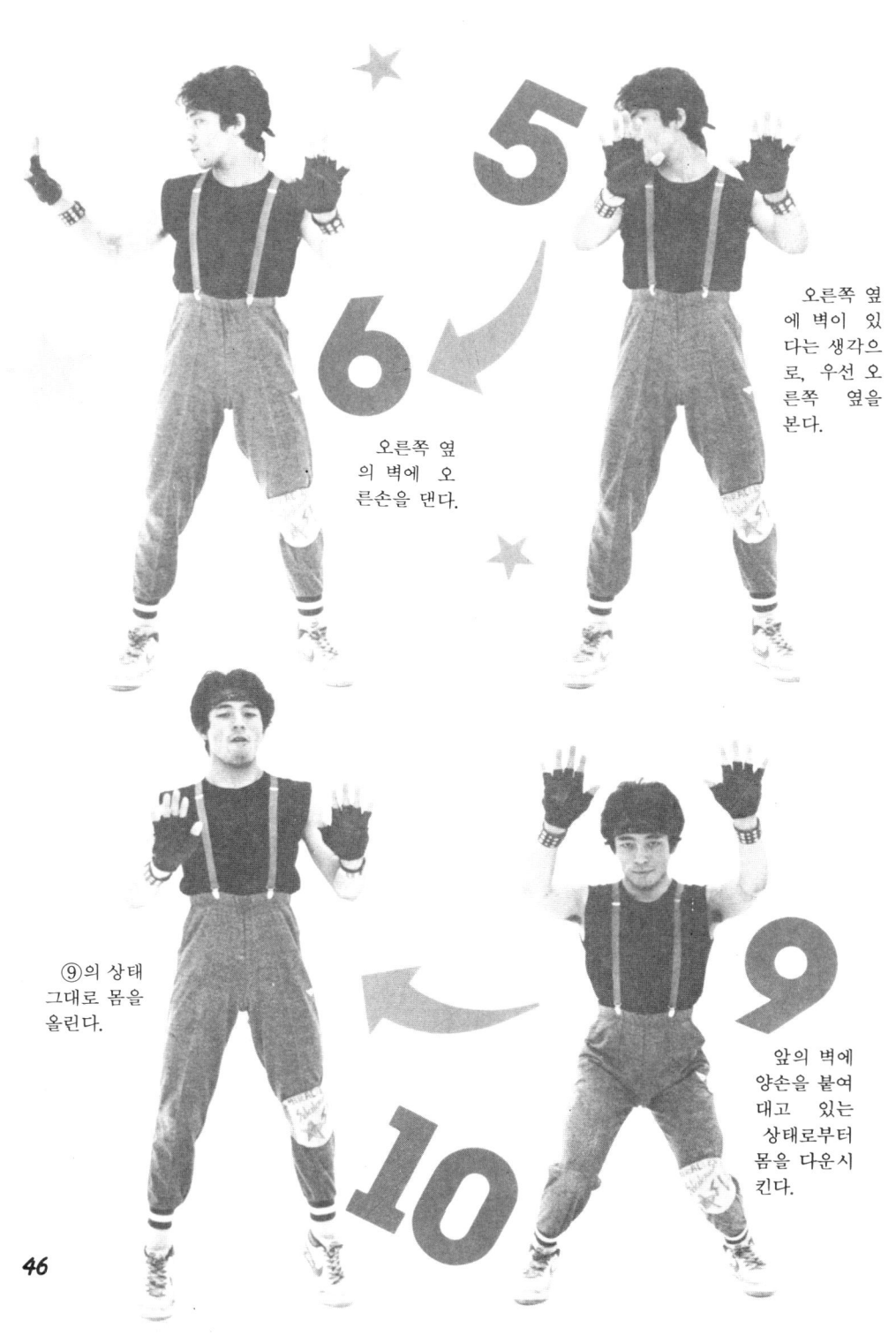

오른쪽 옆
에 벽이 있
다는 생각으
로, 우선 오
른쪽 옆을
본다.

오른쪽 옆
의 벽에 오
른손을 댄다.

⑨의 상태
그대로 몸을
올린다.

앞의 벽에
양손을 붙여
대고 있는
상태로부터
몸을 다운시
킨다.

46

Part 3 : Electric Boogie Steps

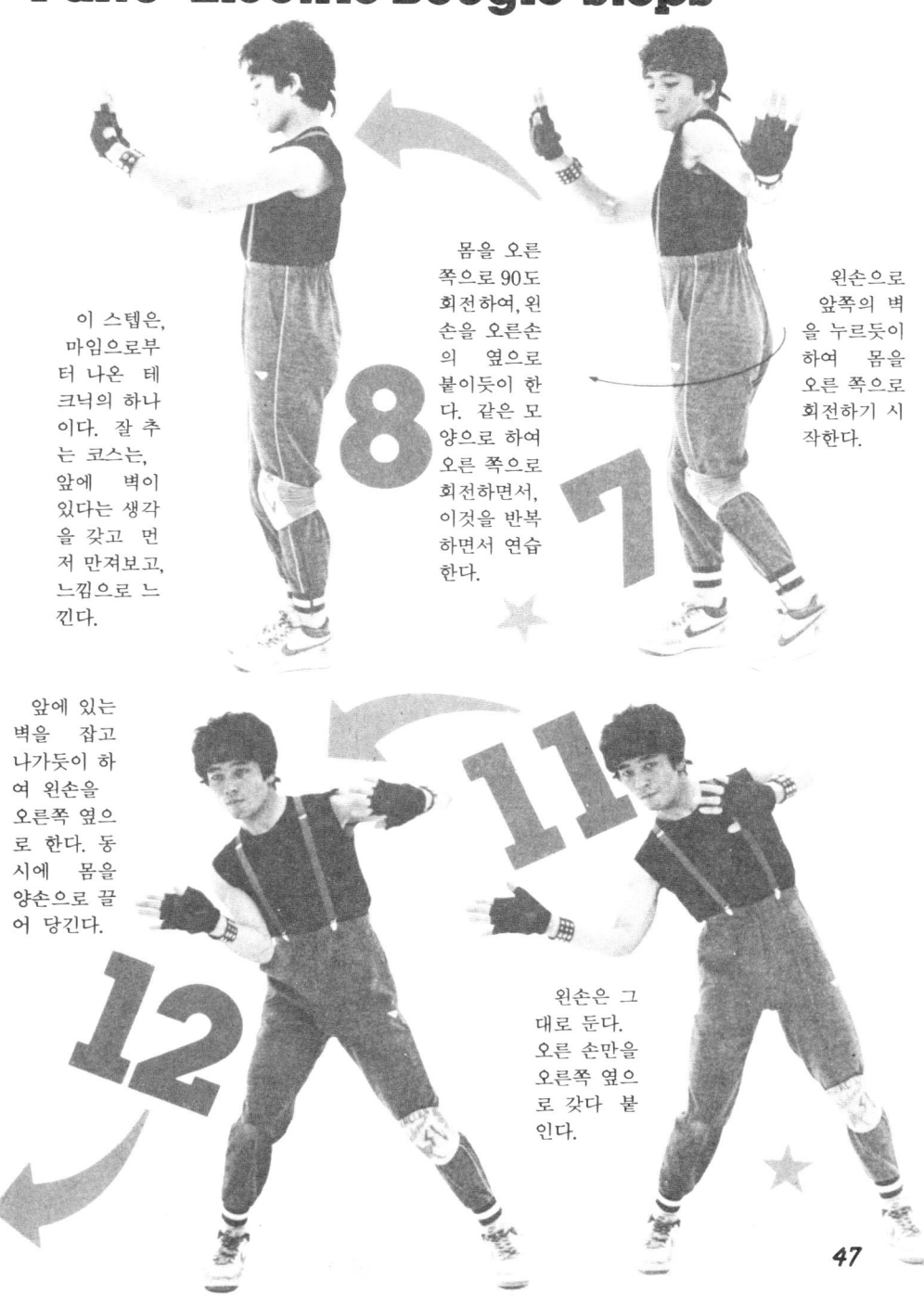

이 스텝은, 마임으로부터 나온 테크닉의 하나이다. 잘 추는 코스는, 앞에 벽이 있다는 생각을 갖고 먼저 만져보고, 느낌으로 느낀다.

몸을 오른쪽으로 90도 회전하여, 왼손을 오른손의 옆으로 붙이듯이 한다. 같은 모양으로 하여 오른쪽으로 회전하면서, 이것을 반복하면서 연습한다.

왼손으로 앞쪽의 벽을 누르듯이 하여 몸을 오른쪽으로 회전하기 시작한다.

앞에 있는 벽을 잡고 나가듯이 하여 왼손을 오른쪽 옆으로 한다. 동시에 몸을 양손으로 끌어 당긴다.

왼손은 그대로 둔다. 오른 손만을 오른쪽 옆으로 갖다 붙인다.

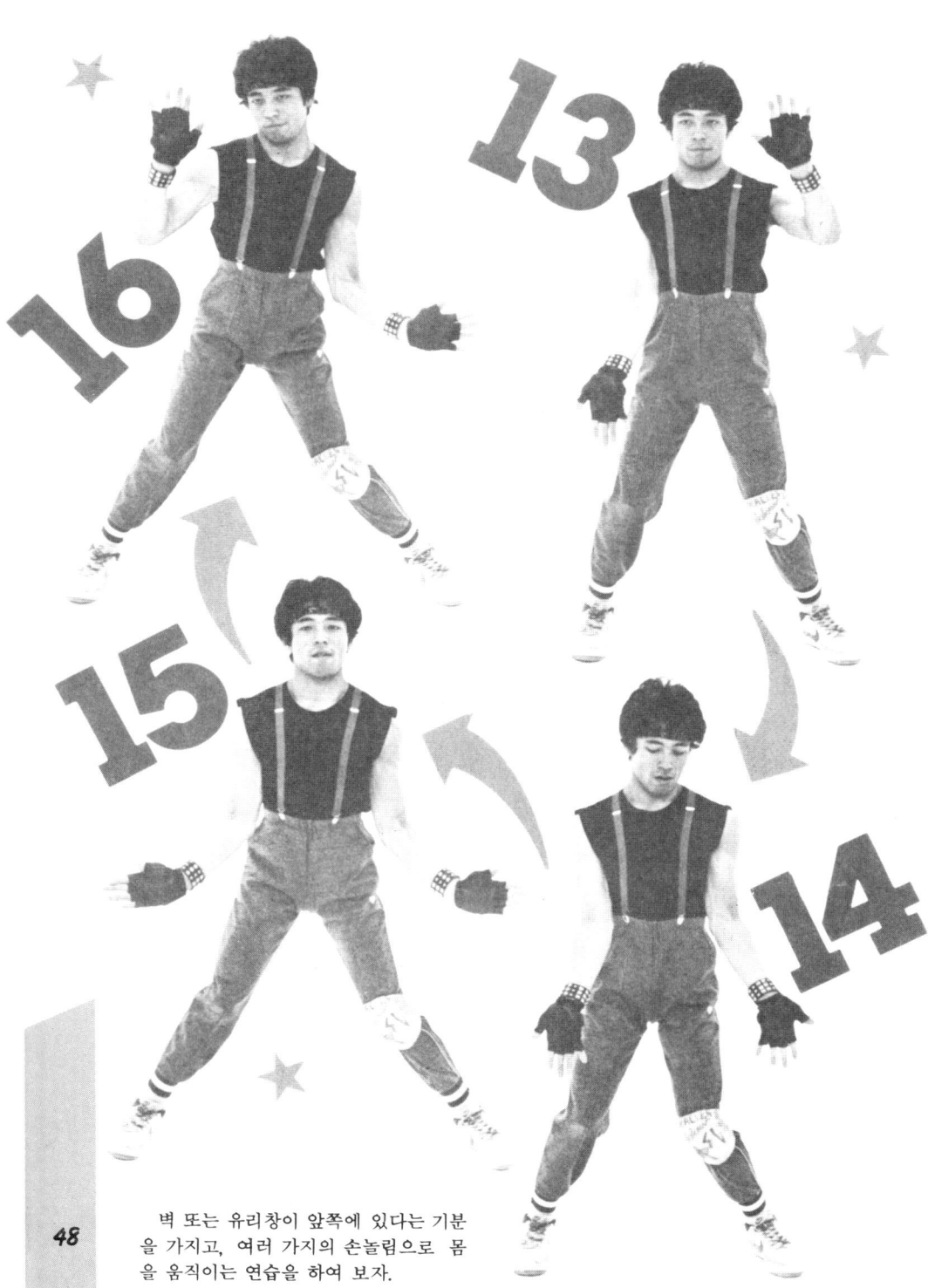

벽 또는 유리창이 앞쪽에 있다는 기분
을 가지고, 여러 가지의 손놀림으로 몸
을 움직이는 연습을 하여 보자.

Part 3 : Electric Boogie Steps

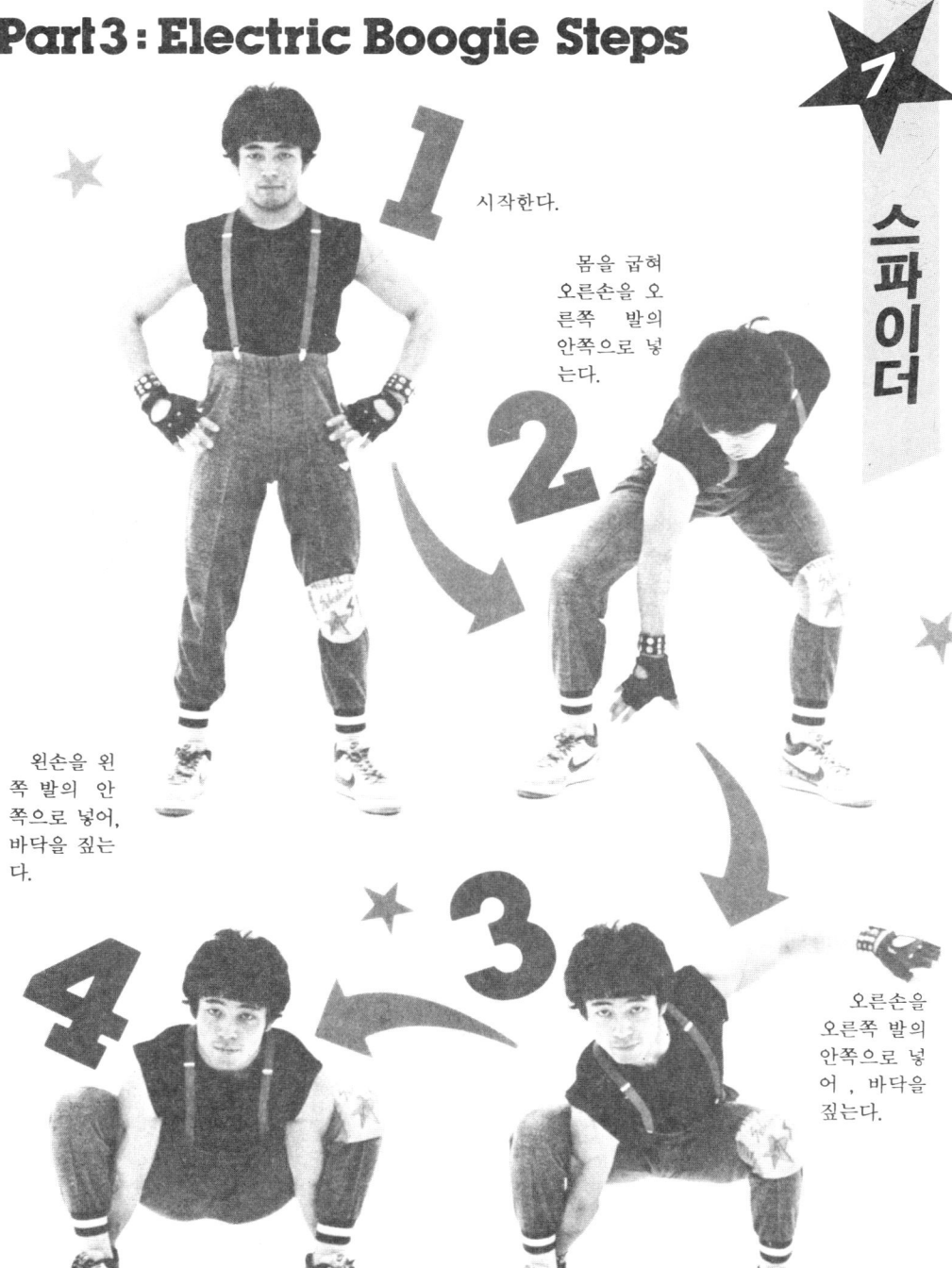

시작한다.

몸을 굽혀 오른손을 오른쪽 발의 안쪽으로 넣는다.

왼손을 왼쪽 발의 안쪽으로 넣어, 바닥을 짚는다.

오른손을 오른쪽 발의 안쪽으로 넣어 , 바닥을 짚는다.

7

스파이더

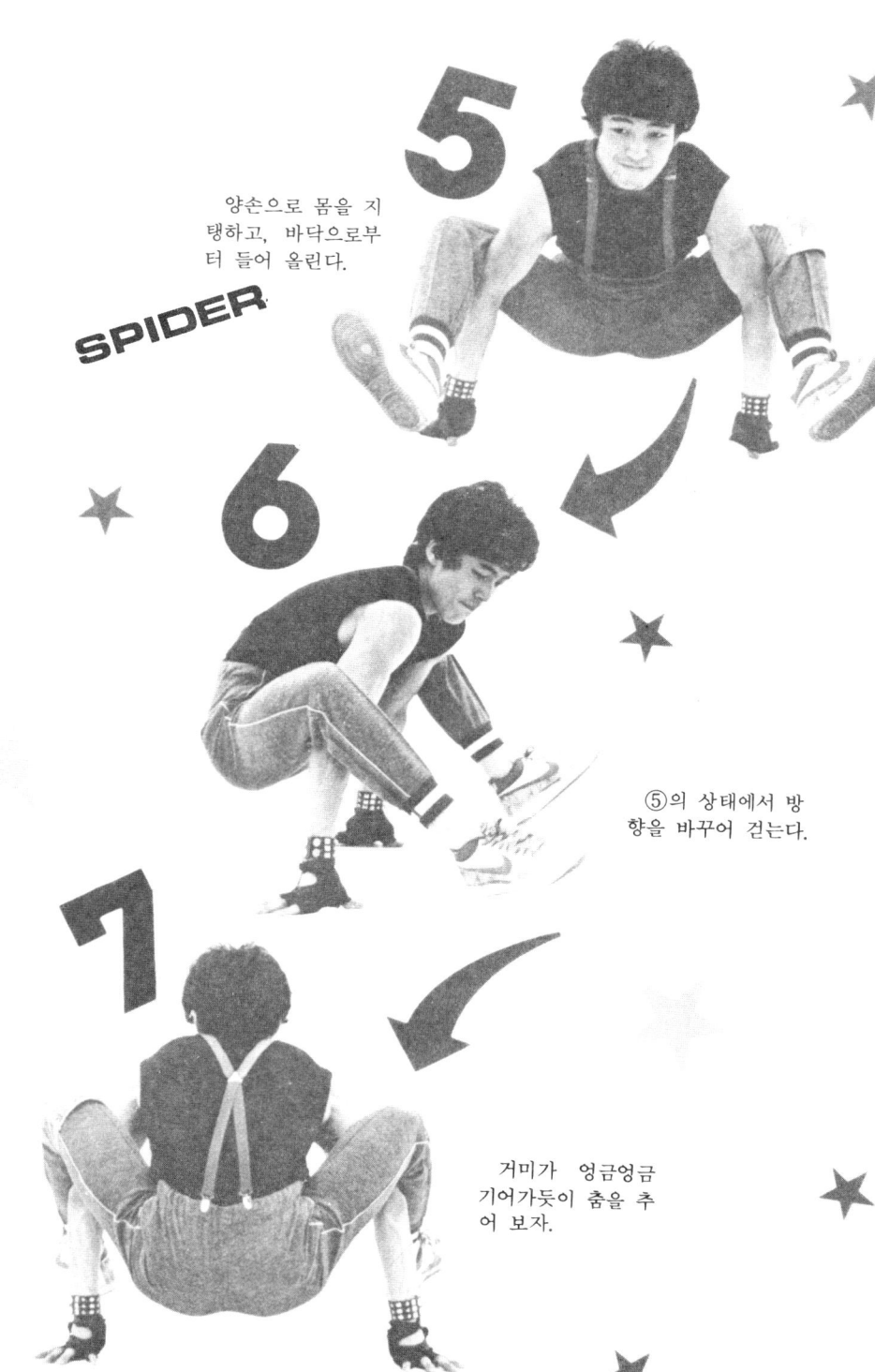

5

양손으로 몸을 지
탱하고, 바닥으로부
터 들어 올린다.

SPIDER

6

⑤의 상태에서 방
향을 바꾸어 걷는다.

7

거미가 엉금엉금
기어가듯이 춤을 추
어 보자.

Part3 : Electric Boogie Steps

두 사람이 하는 스파이더 스텝. 한 사람이 뒷쪽에서 들어 올리듯이 제스츄어를 취한다. 크게 들어 올리듯이 한다.

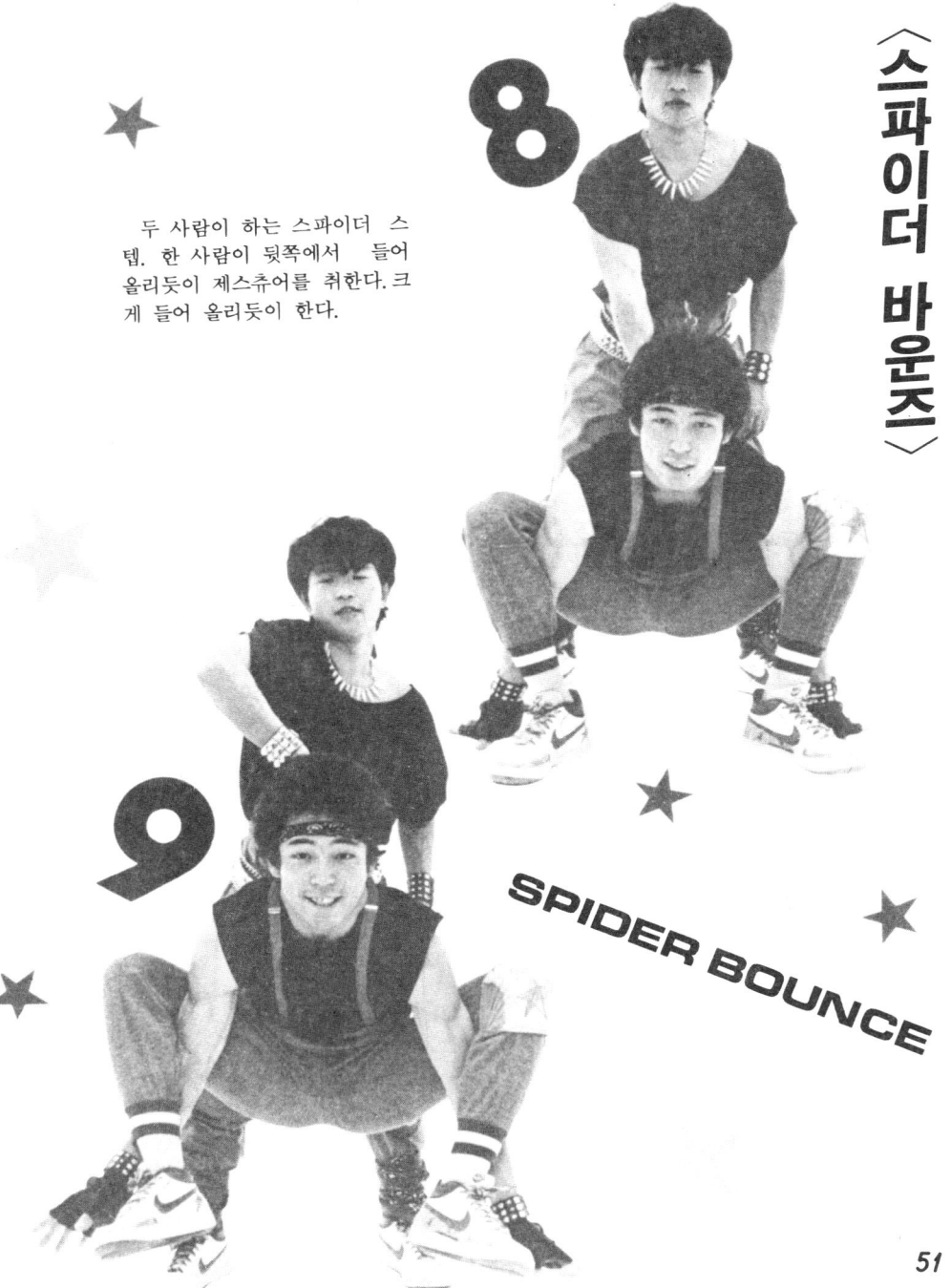

〈스파이더 바운즈〉

SPIDER BOUNCE

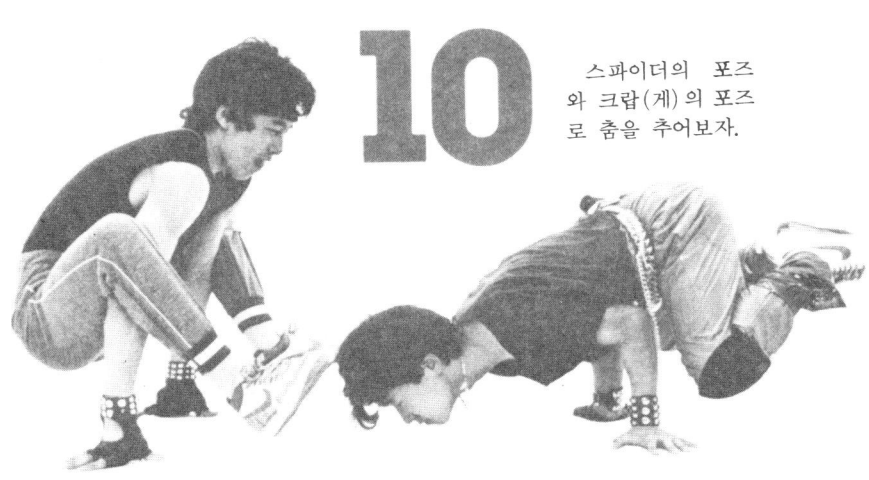

10

스파이더의 포즈
와 크랍(게)의 포즈
로 춤을 추어보자.

Spider & Crab

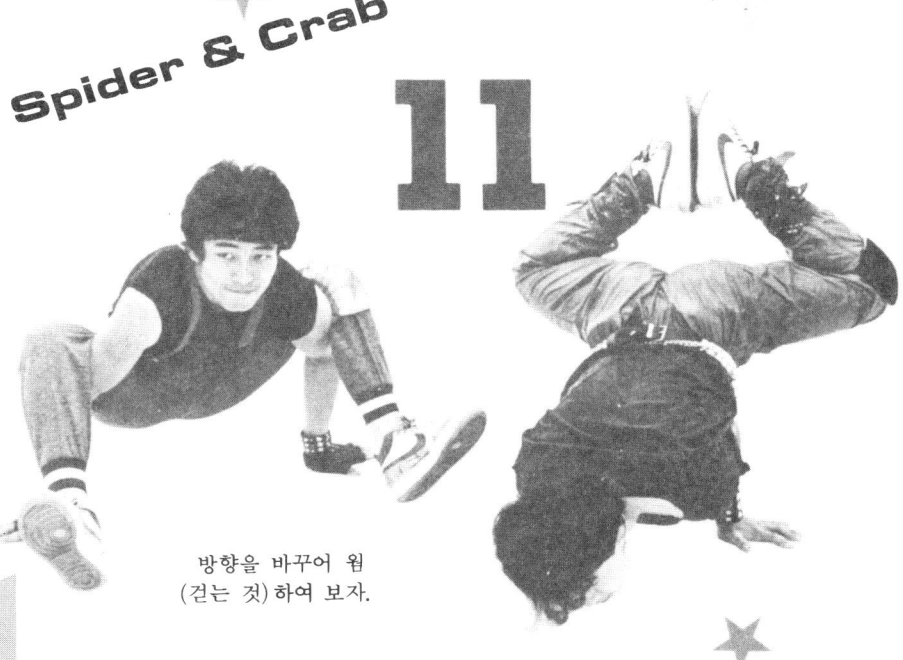

11

방향을 바꾸어 웜
(걷는 것)하여 보자.

Part3 : Electric Boogie Steps

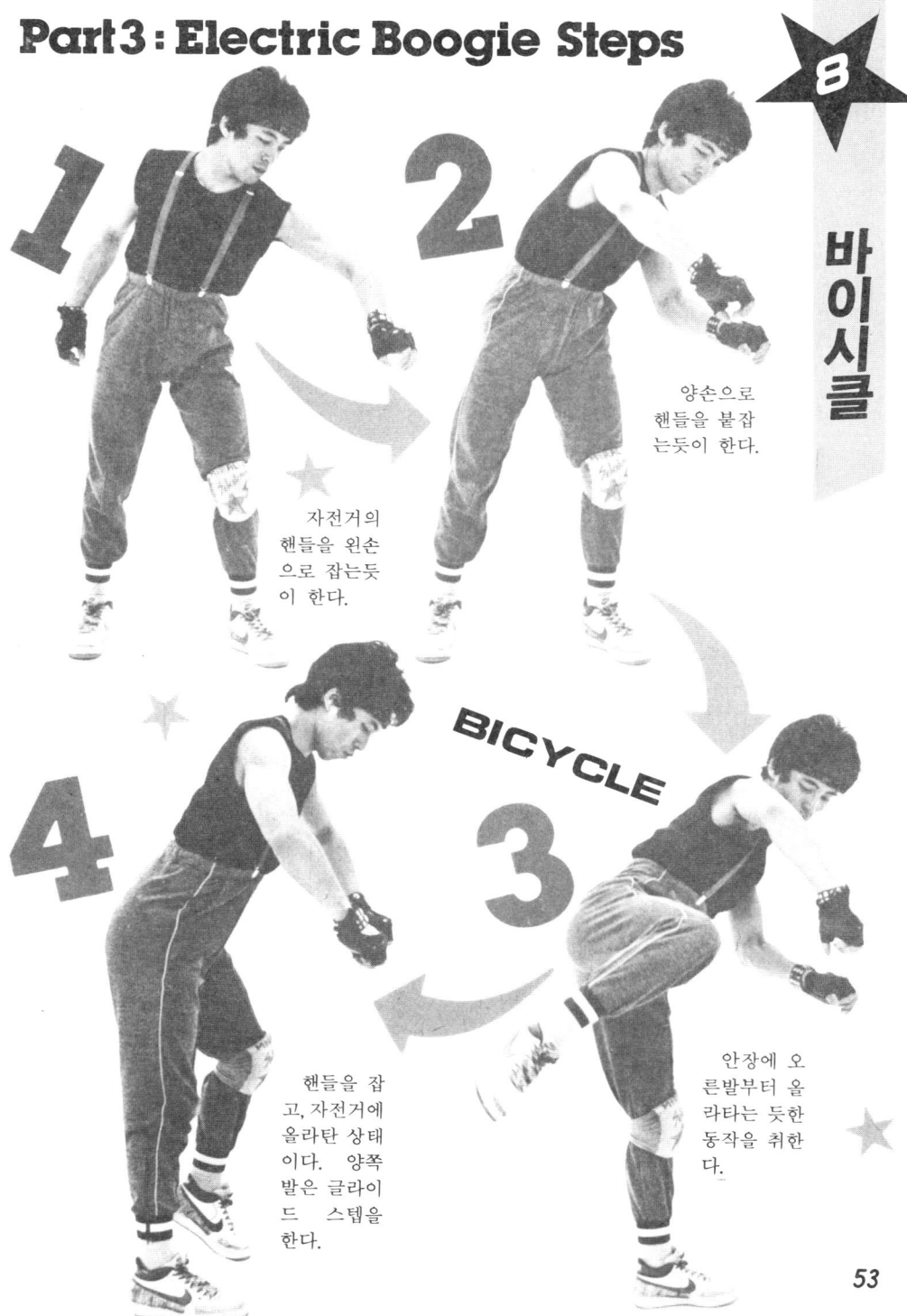

바이시클

BICYCLE

1

2

양손으로
핸들을 붙잡
는듯이 한다.

자전거의
핸들을 왼손
으로 잡는듯
이 한다.

4

3

핸들을 잡
고, 자전거에
올라탄 상태
이다. 양쪽
발은 글라이
드 스텝을
한다.

안장에 오
른발부터 올
라타는 듯한
동작을 취한
다.

53

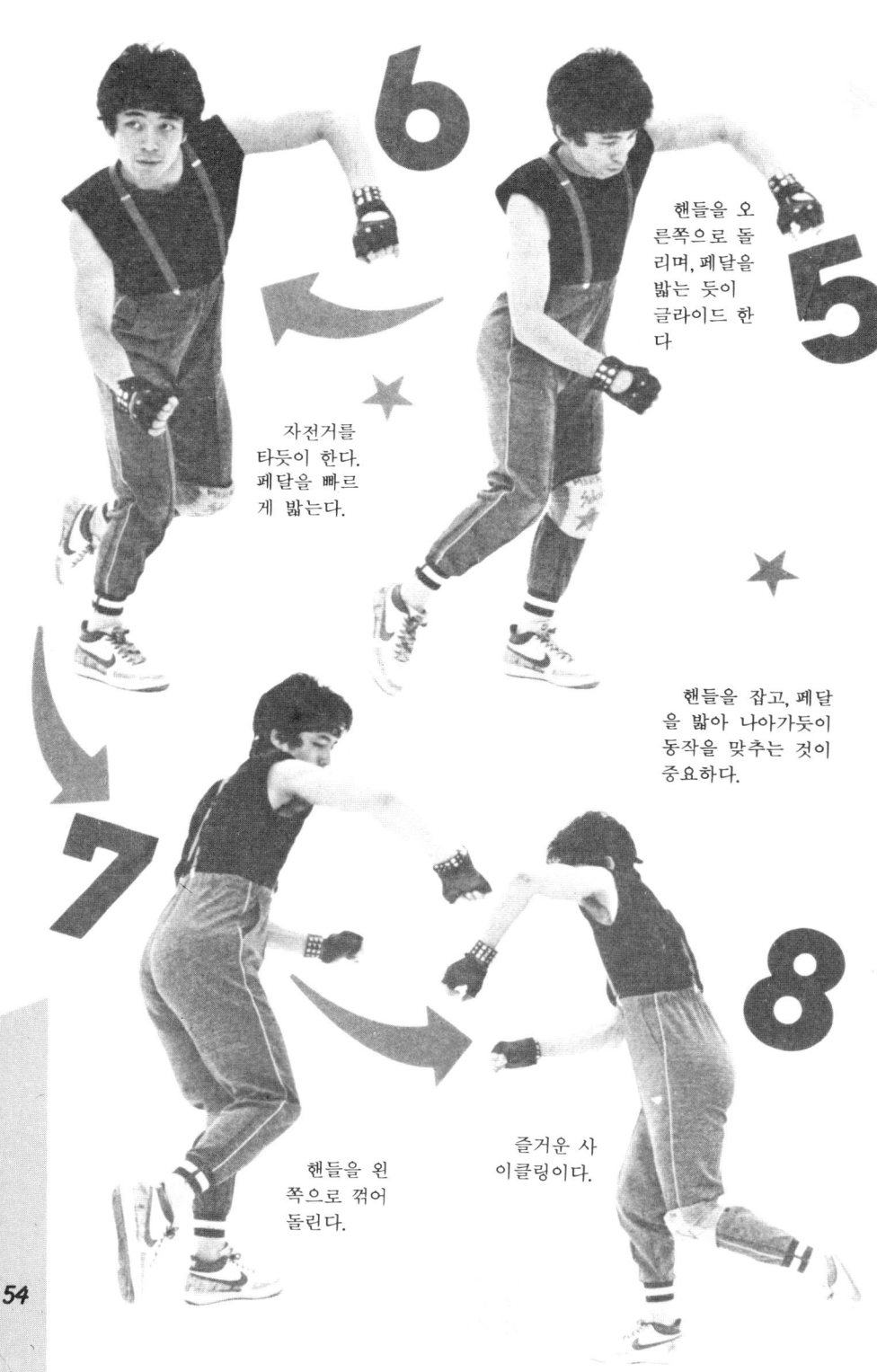

핸들을 오
른쪽으로 돌
리며, 페달을
밟는 듯이
글라이드 한
다

자전거를
타듯이 한다.
페달을 빠르
게 밟는다.

핸들을 잡고, 페달
을 밟아 나아가듯이
동작을 맞추는 것이
중요하다.

핸들을 왼
쪽으로 꺾어
돌린다.

즐거운 사
이클링이다.

Part 3 : Electric Boogie Steps

로프 풀

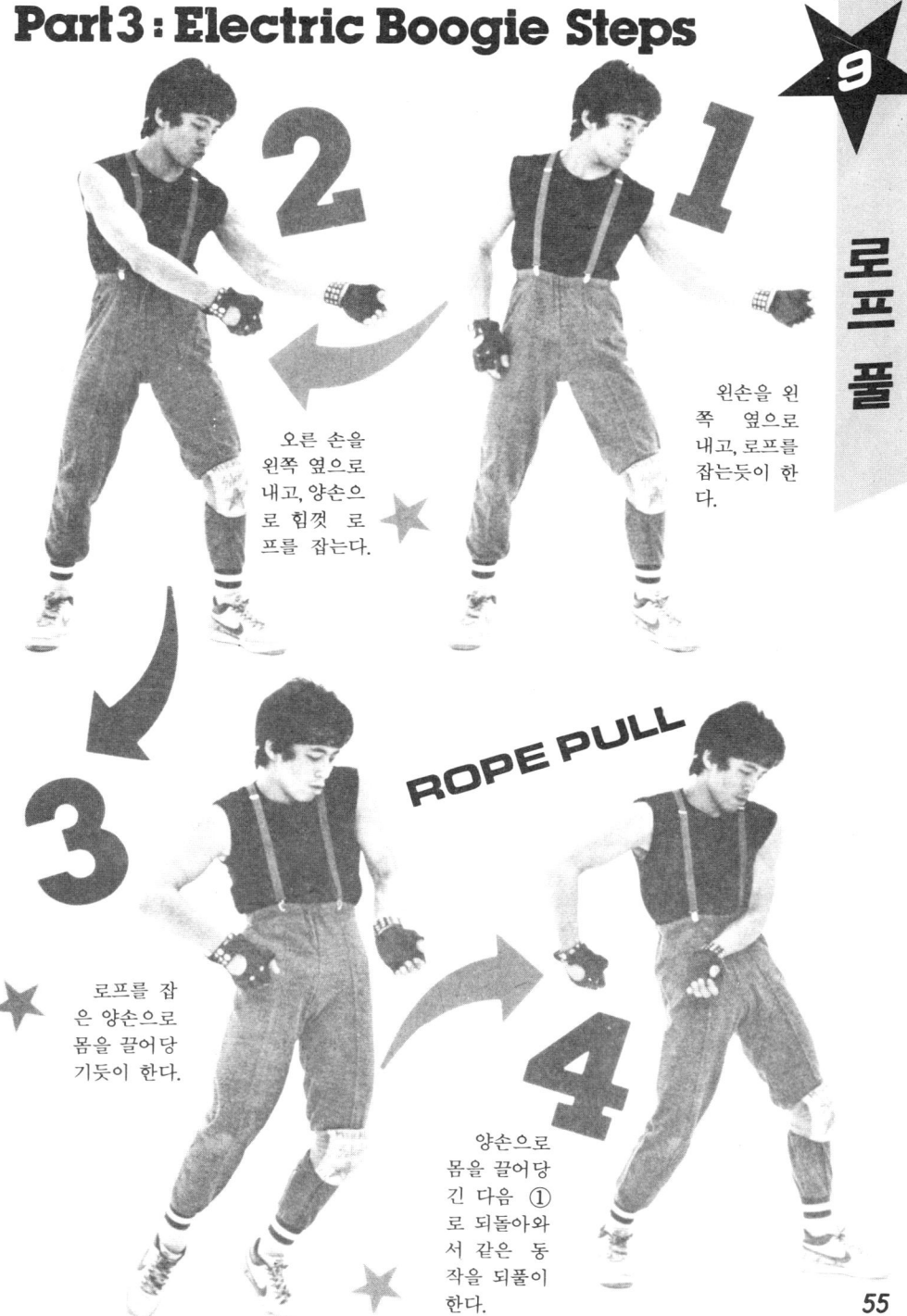

2 오른 손을 왼쪽 옆으로 내고, 양손으로 힘껏 로프를 잡는다.

1 왼손을 왼쪽 옆으로 내고, 로프를 잡는듯이 한다.

ROPE PULL

3 로프를 잡은 양손으로 몸을 끌어당기듯이 한다.

4 양손으로 몸을 끌어당긴 다음 ① 로 되돌아와서 같은 동작을 되풀이 한다.

55

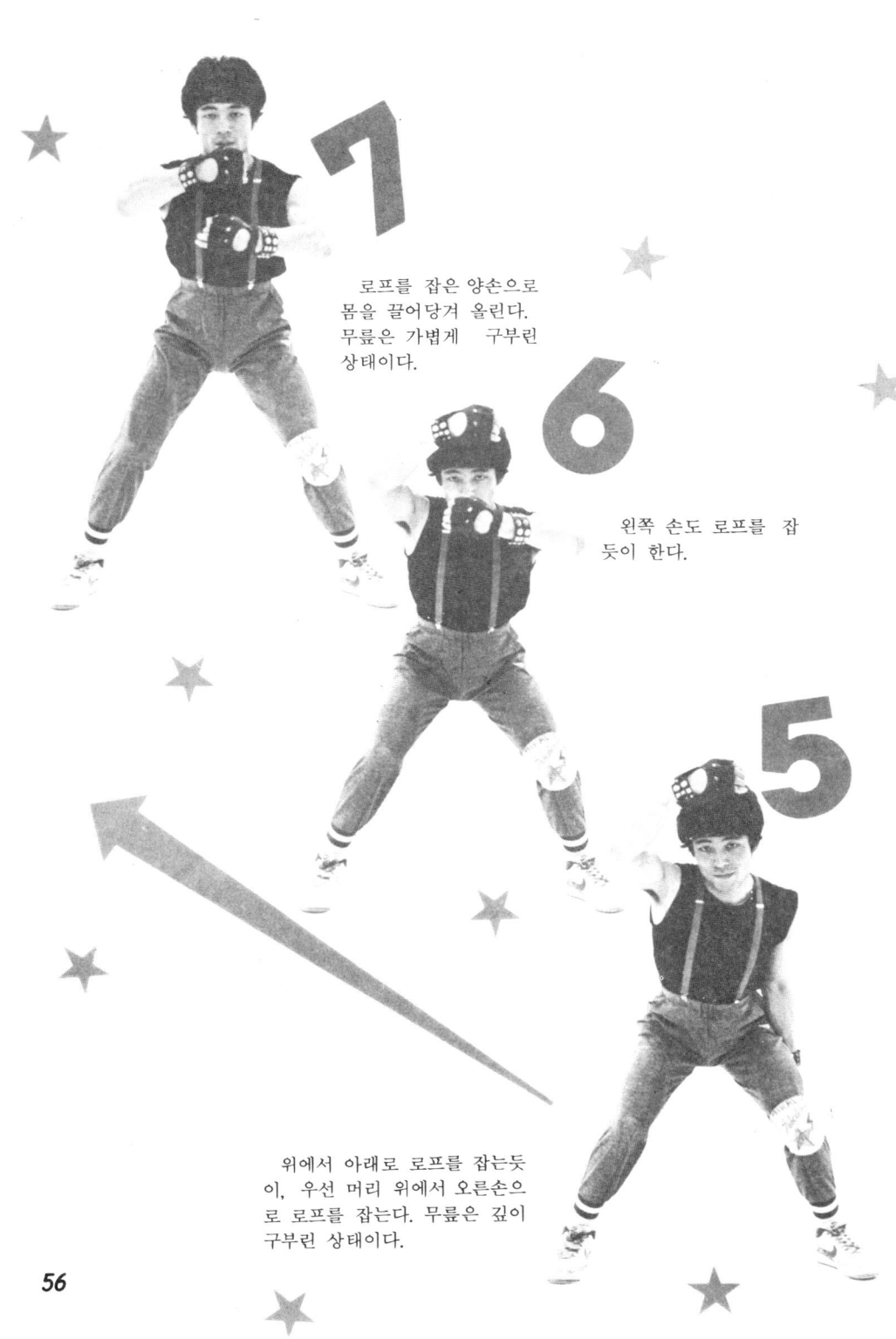

로프를 잡은 양손으로
몸을 끌어당겨 올린다.
무릎은 가볍게 구부린
상태이다.

왼쪽 손도 로프를 잡
듯이 한다.

위에서 아래로 로프를 잡는듯
이, 우선 머리 위에서 오른손으
로 로프를 잡는다. 무릎은 깊이
구부린 상태이다.

Part 3 : Electric Boogie Steps

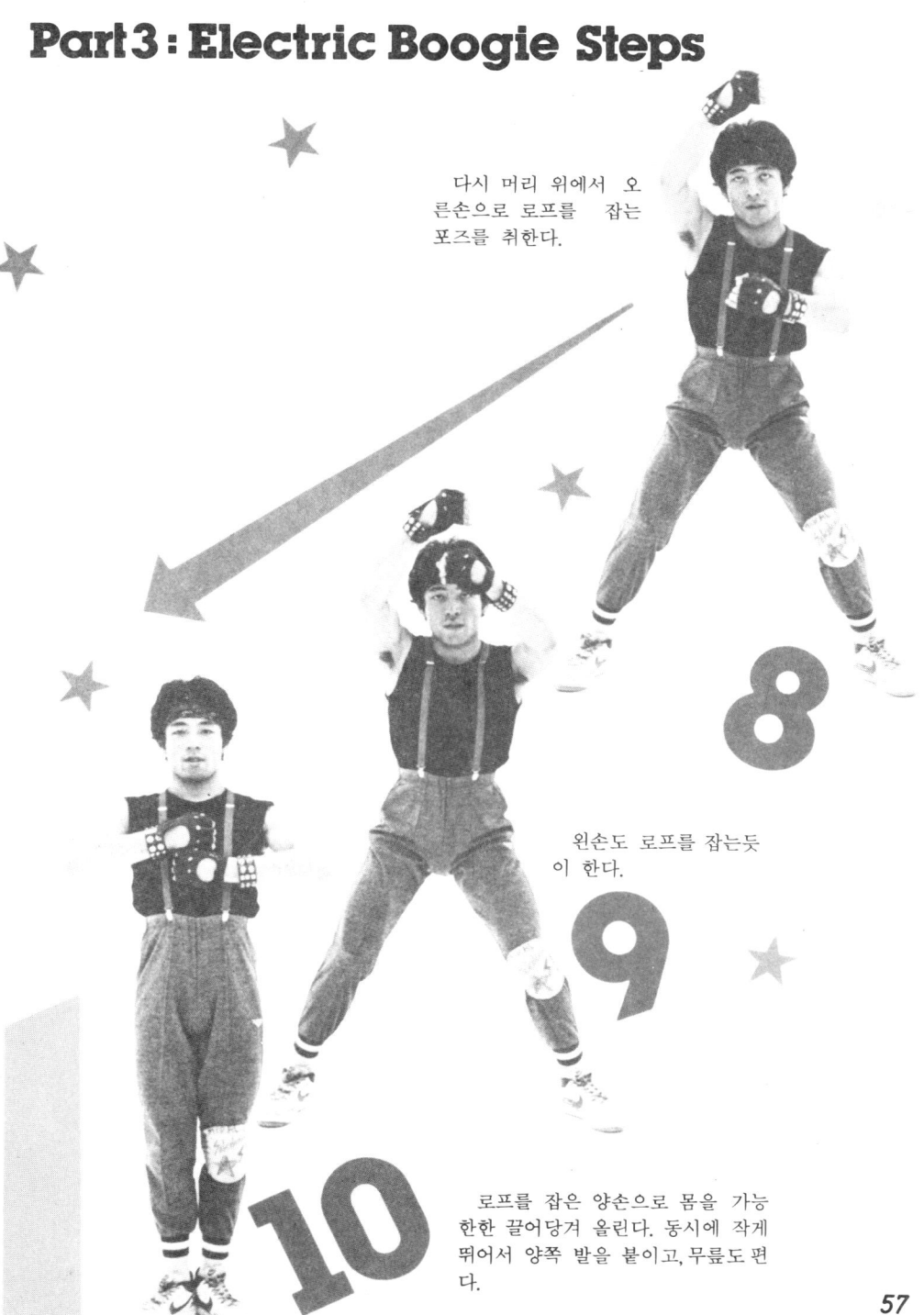

다시 머리 위에서 오른손으로 로프를 잡는 포즈를 취한다.

왼손도 로프를 잡는듯이 한다.

로프를 잡은 양손으로 몸을 가능한한 끌어당겨 올린다. 동시에 작게 뛰어서 양쪽 발을 붙이고, 무릎도 편다.

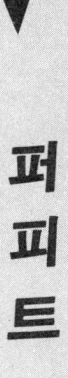

퍼
피
트

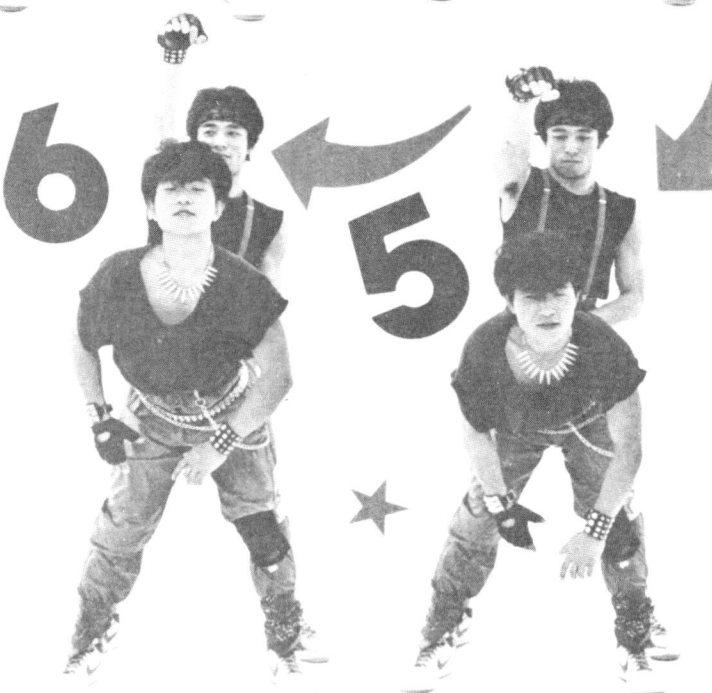

이 퍼피트
는 두 사람
이 행하기에
좋다. 또 사
람이 꼭둑각
시 인형이
되고, 또 한
사람이 보이
지 않는 실
로 인형을
조종하는 것
처럼 한다.
두 사람의
호흡이 잘
맞아야 멋진
춤이 된다.

Part 3 : Electric Boogie Steps

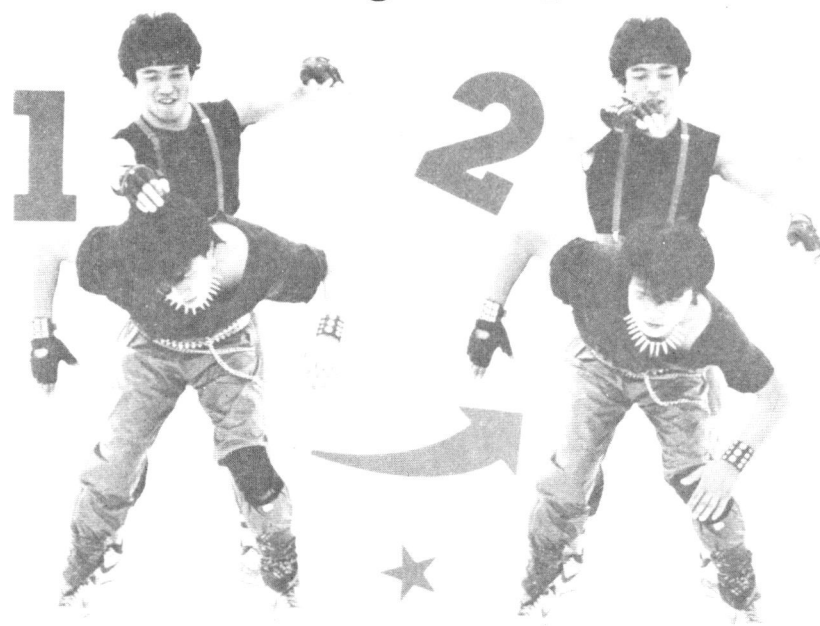

두 사람이 연구하여 여러 가지 동작을 하여 보자. ⑦～⑧은, 꼭둑 각시 인형을 치우는 동작 이다.

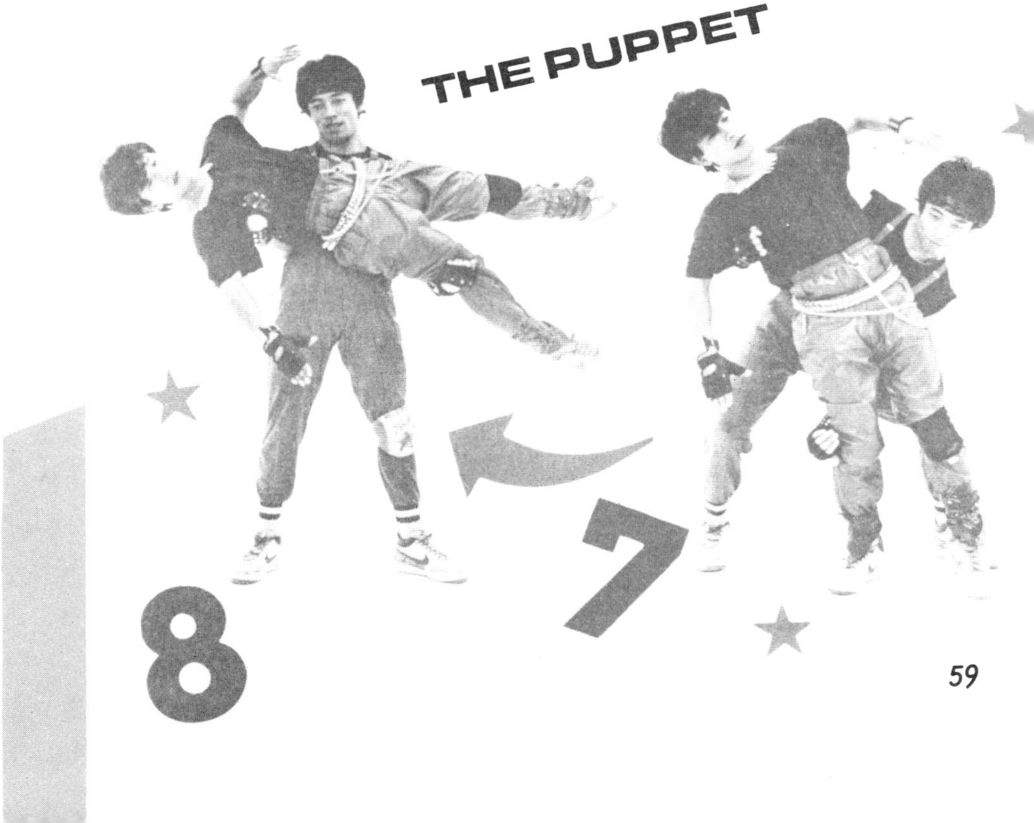

THE PUPPET

⟨BREAKER STYLE MEMO⟩

브레이커의 스타일에 대하여 한 마디 한다. 먼저 바지는 꽉 끼인 진 보다는 활동하기 쉬운 배기를 택하는 것이 좋다. 머리에는 가느다란 해드 밴드를 옆으로 내려뜨린 것과 같은 모양으로 끈으로 매고, 손수건 등의 스카프를 카우보이 스타일로 목에 두르거나 허리에 감는다. 50년대 풍의 선글라스와 꼭 맞는 장갑으로 장식한다. 촉감이 부드러운 레저 장갑이나 흰 장갑은 더욱 좋다. 또한 악세서리는, 금과 은 등으로 만들어진 목걸이를 사용하면 멋지다. 이러한 악세서리는, 물론 춤추기 전에는 하지 않는다.

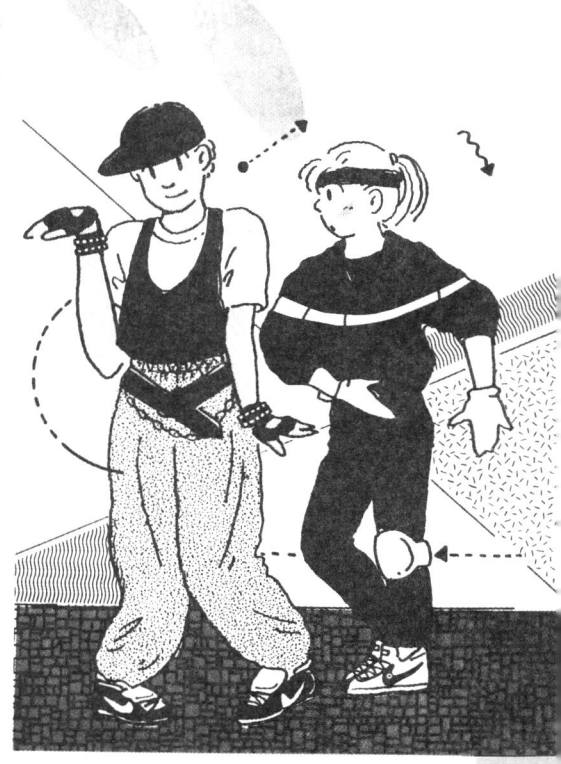

발에는 움직이기 편리한 스니카, 그리고 무릎에는 안전을 위하여 서포트나 레그 커버를 착용하는 것이 좋다.

스트리트 파이먼스에서는, 힘 있는 보커스가 필수품이다. 자기에게 좋은 음악을 취입한 테이프를 이용해보는 것도 좋다.

Part 4
Breaking
브레이킹

●브레이킹이란 애그리배틱 스텝을 뜻하는데, 바로 스트리트 댄스의 정수라고 할 수 있다. 상당히 고도화된 기술로서, 큰 위험이 따르고 있으며, 스피드, 힘을 기를 수 있도록 윔 업을 해놓는 것이 중요하다. 윈드 밀이나 해드 스핀 등, 브레이크의 진수라고 할 수 있는 스텝의 연속기가 가능해지면, 이미 최고의 기분을 즐길 수 있다.

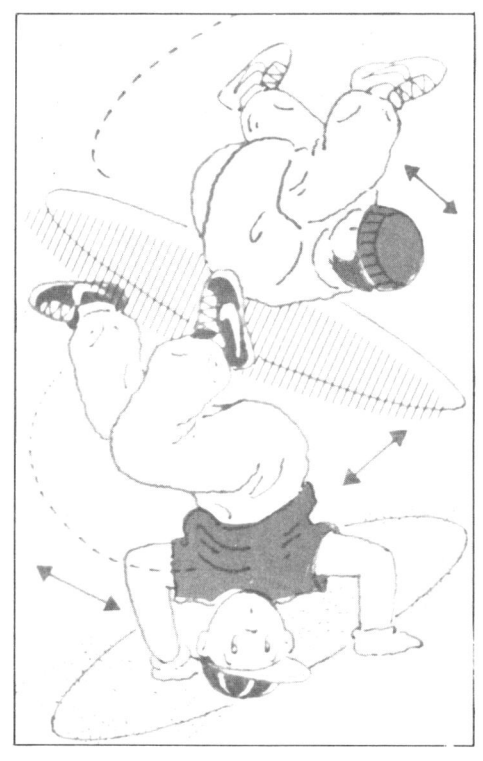

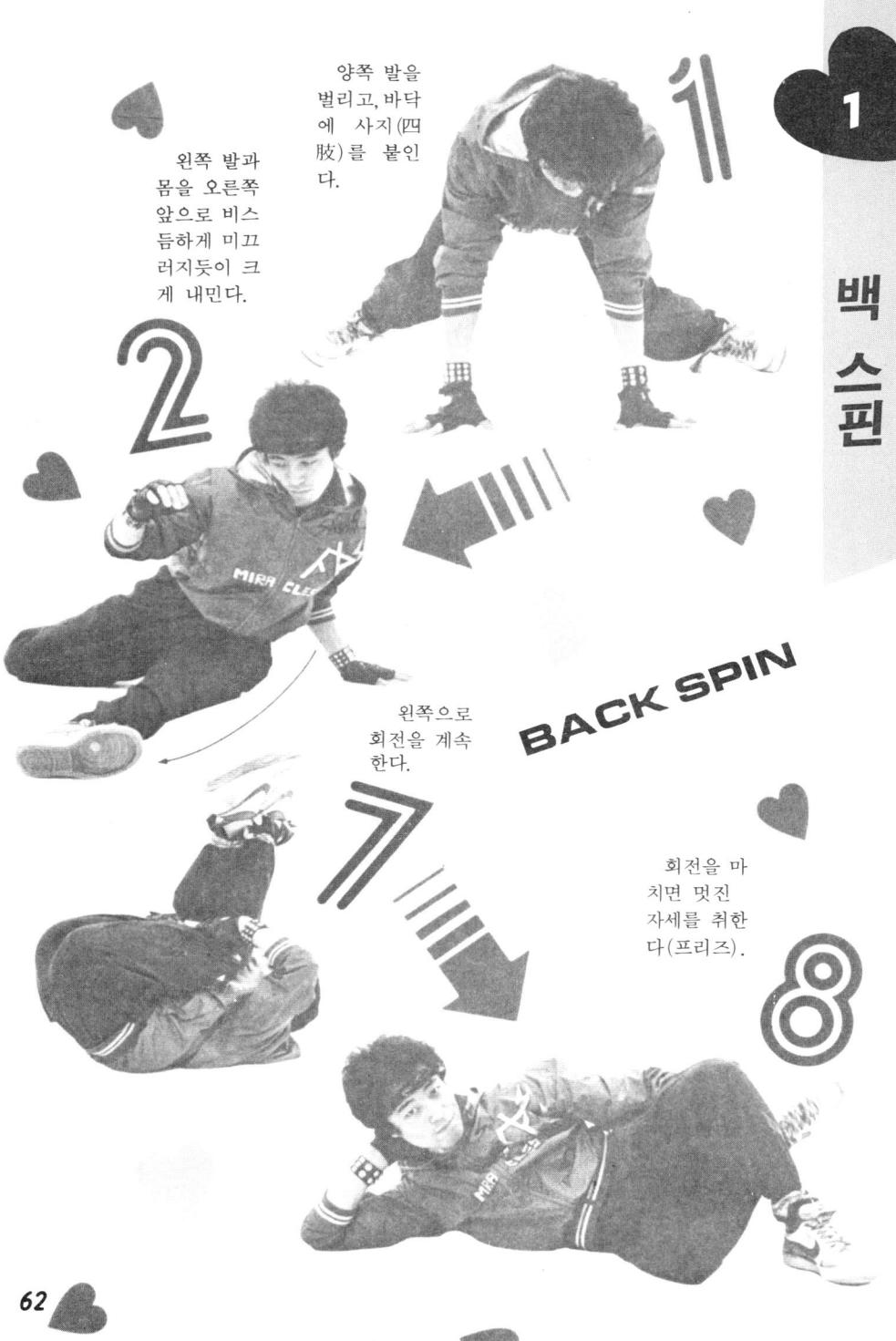

양쪽 발을
벌리고, 바닥
에 사지(四
肢)를 붙인
다.

왼쪽 발과
몸을 오른쪽
앞으로 비스
듬하게 미끄
러지듯이 크
게 내민다.

왼쪽으로
회전을 계속
한다.

BACK SPIN

회전을 마
치면 멋진
자세를 취한
다(프리즈).

백 스핀

62

Part 4 : Breaking

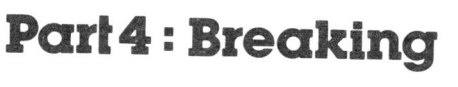

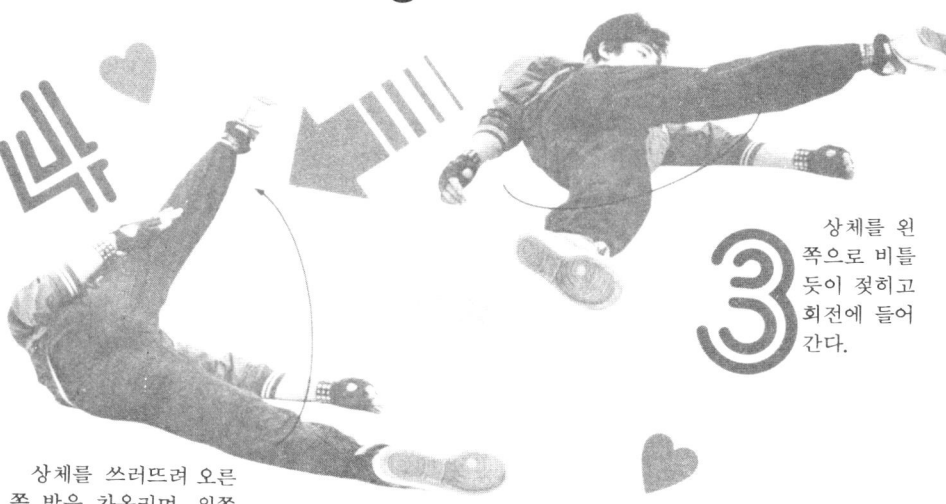

상체를 왼쪽으로 비틀 듯이 젖히고 회전에 들어 간다.

상체를 쓰러뜨려 오른쪽 발을 차올리며, 왼쪽으로 돌린다.

카운트는 자유롭게 센다. ⑥~⑦은 가능한한 빠르게 돌리고, 회전 수를 증가시킬 수 있도록 연습하여 보자. 상급자는, 튀어서 돌 수 있도록 연습해야 한다.

다시 왼쪽 발을 차올리고, 왼쪽으로 돌린다. 머리는 들어 올린다.

발을 차서 돌리는 반동으로 몸을 자연스럽게 왼쪽으로 회전할 때, 재빨리 양쪽 발을 꺼안아 붙잡는다.

63

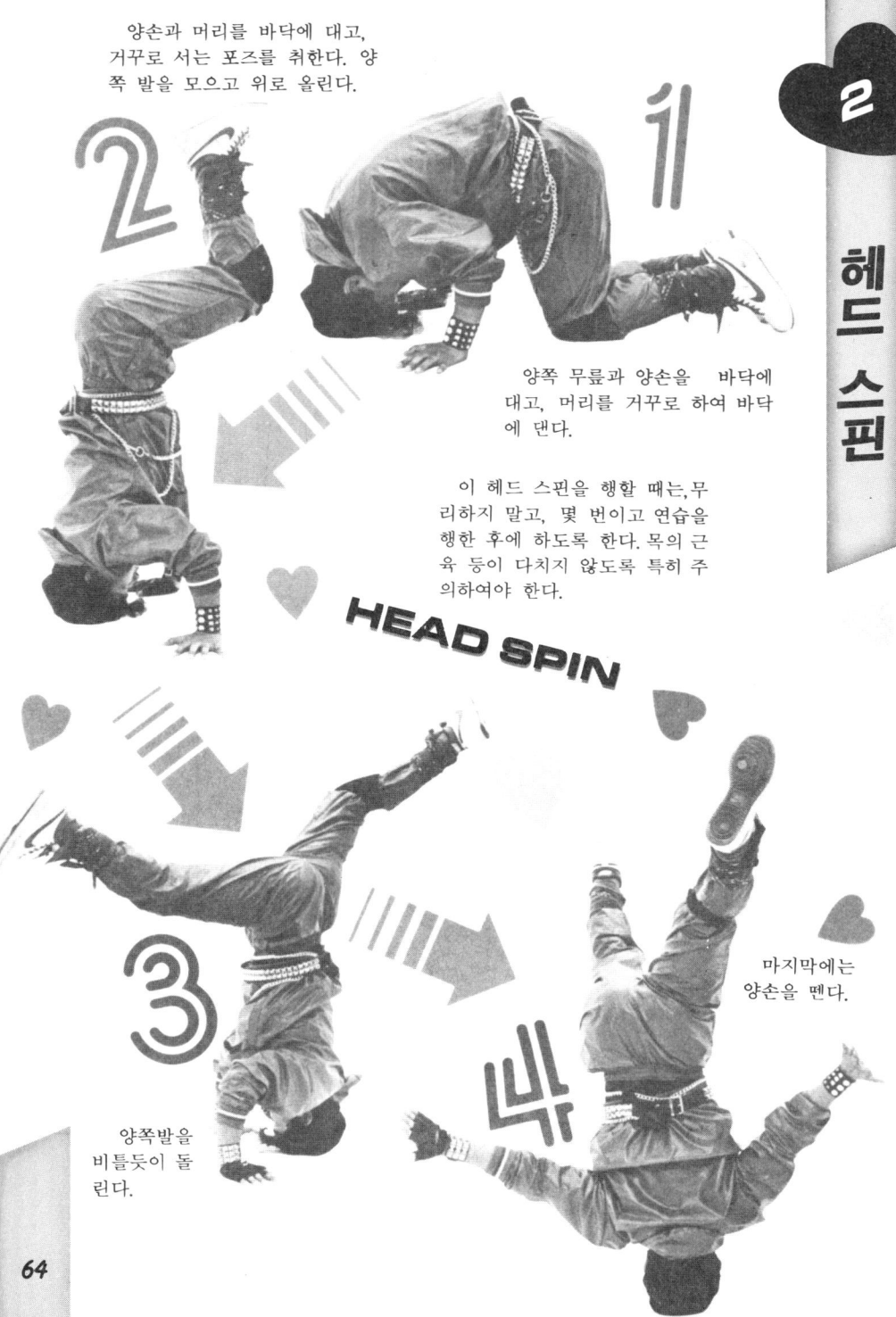

양손과 머리를 바닥에 대고,
거꾸로 서는 포즈를 취한다. 양
쪽 발을 모으고 위로 올린다.

양쪽 무릎과 양손을 바닥에
대고, 머리를 거꾸로 하여 바닥
에 댄다.

이 헤드 스핀을 행할 때는,무
리하지 말고, 몇 번이고 연습을
행한 후에 하도록 한다. 목의 근
육 등이 다치지 않도록 특히 주
의하여야 한다.

HEAD SPIN

마지막에는
양손을 뗀다.

양쪽발을
비틀듯이 돌
린다.

Part4 : Breaking

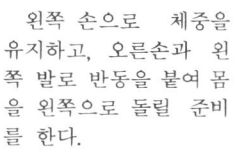

양 손과 양쪽 무릎을
바닥에 대고, 네 발로
기는 포즈를 취한다.

왼쪽 손으로 체중을
유지하고, 오른손과 왼
쪽 발로 반동을 붙여 몸
을 왼쪽으로 돌릴 준비
를 한다.

양쪽 발을 올
리고, 왼쪽으로
회전을 시작한다.

왼쪽으로 회전을 계속
한다. 속도를 붙이기 위
하여, 더러 오른손을 사
용하는 것도 좋다.

니 스핀

오른쪽 무릎을 붙이고, 오른 쪽으로 회전하는 연습도 하여 보자. 무릎을 다치지 않게 레그 워머나 서포트를 붙이거나 아니 면 보루 지 등을 여러 겹 까는 것이 좋다.

왼쪽 무릎 을 붙이고, 회전 준비를 한다.

오른쪽 발을 뒷쪽으로 올 려서 펴고, 양손을 짚고 왼 쪽으로 회전을 시작한다.

회전을 계속한다.

Part 4 : Breaking

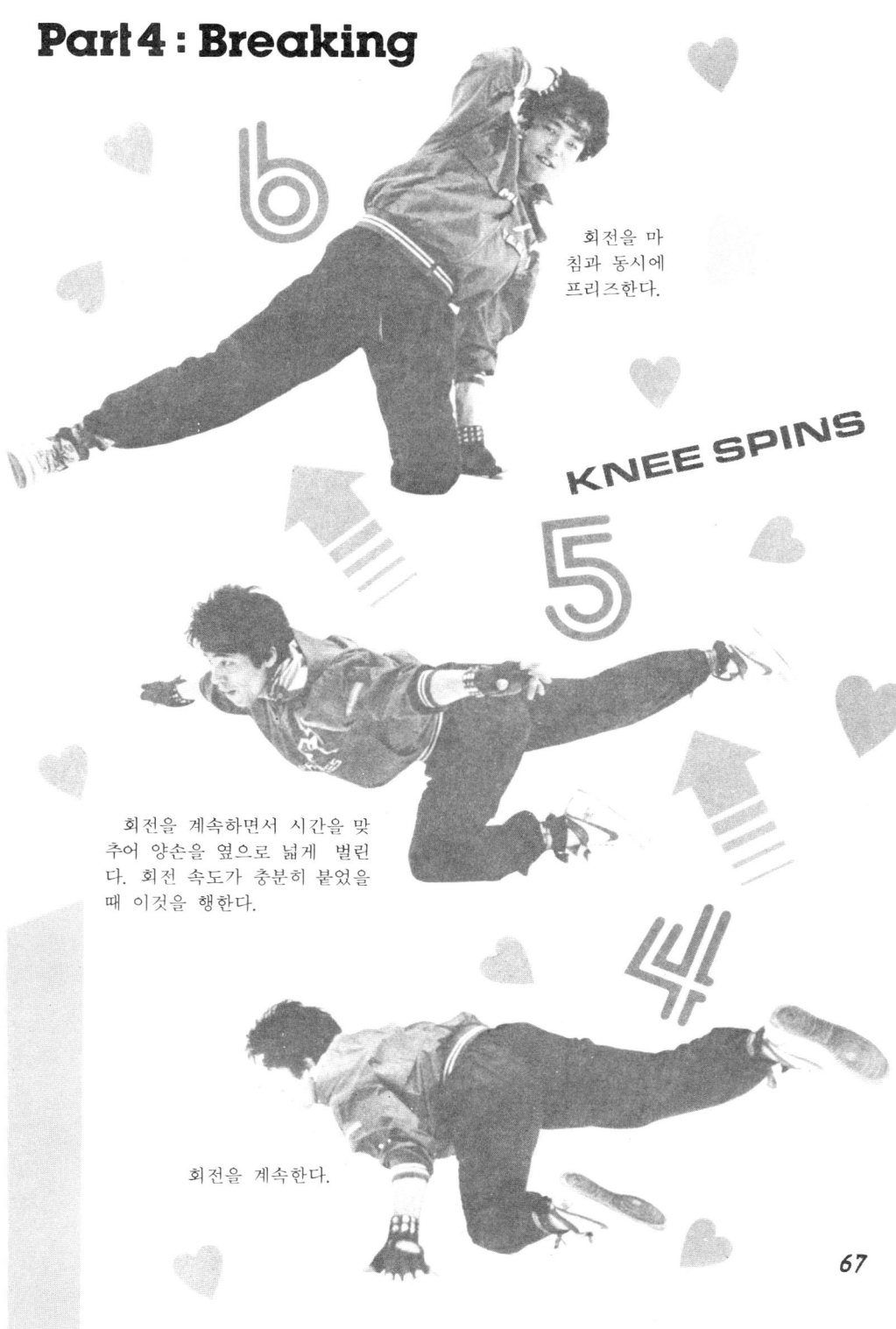

회전을 마
침과 동시에
프리즈한다.

KNEE SPINS

회전을 계속하면서 시간을 맞
추어 양손을 옆으로 넓게 벌린
다. 회전 속도가 충분히 붙었을
때 이것을 행한다.

회전을 계속한다.

작게 뛰면서 오른쪽 발을 앞쪽으로 내민다. 왼쪽으로 회전을 계속한다.

앞으로 내밀고있는 오른쪽 발로 왼쪽 발을 후려차듯이 뒤로 크게 돌리며 동시에 몸을 띄운다. 왼쪽으로 회전을 계속한다.

왼쪽으로 도는 것을 계속하면서 왼쪽 발을 앞쪽으로 걸어차듯이 내민다.

③과 같은 모양으로 오른쪽 발을 앞쪽으로 한다.

Part 4 : Breaking

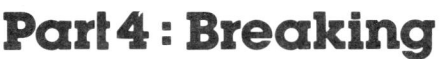

양쪽 발을 벌리고, 바
닥에 네발 달린 짐승처
럼 기는 모습이 된다.

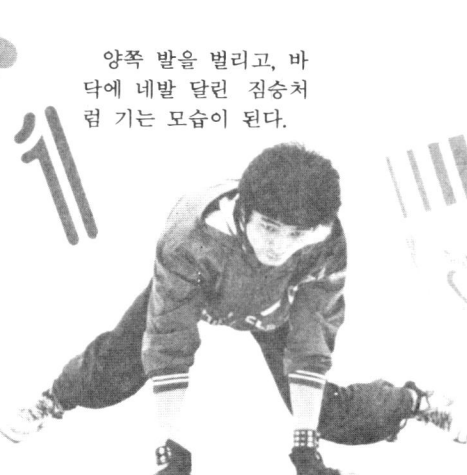

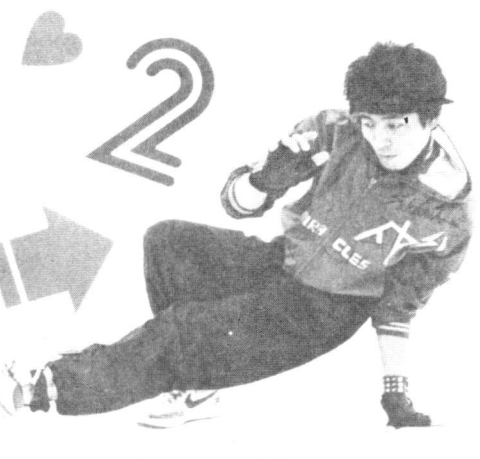

왼쪽 발을 앞쪽으로
걸어차듯 내민다.

FLOOR WORK

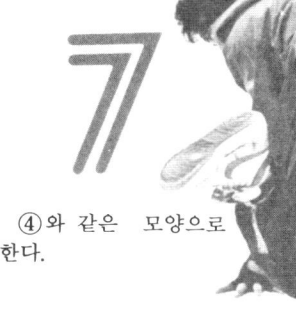

④와 같은 모양으로
한다.

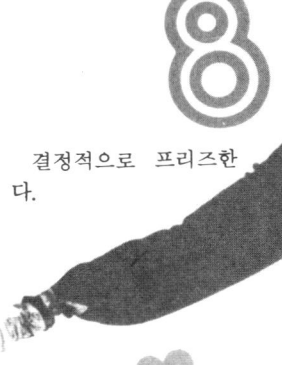

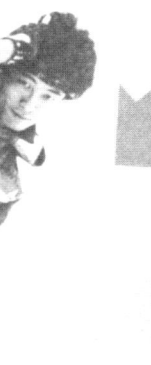

결정적으로 프리즈한
다.

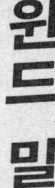

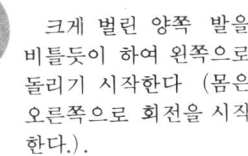

크게 벌린 양쪽 발을
비틀듯이 하여 왼쪽으로
돌리기 시작한다 (몸은
오른쪽으로 회전을 시작
한다.).

왼쪽 어깨에 바닥에
대고, 반동을 잘 이용하
여 회전한다.

왼쪽으로 회전을 계속
한다(몸은 오른쪽으로
회전을 계속한다.).

양쪽 발을 크게 벌리
고, 어깨를 잘 이용하여
회전한다.

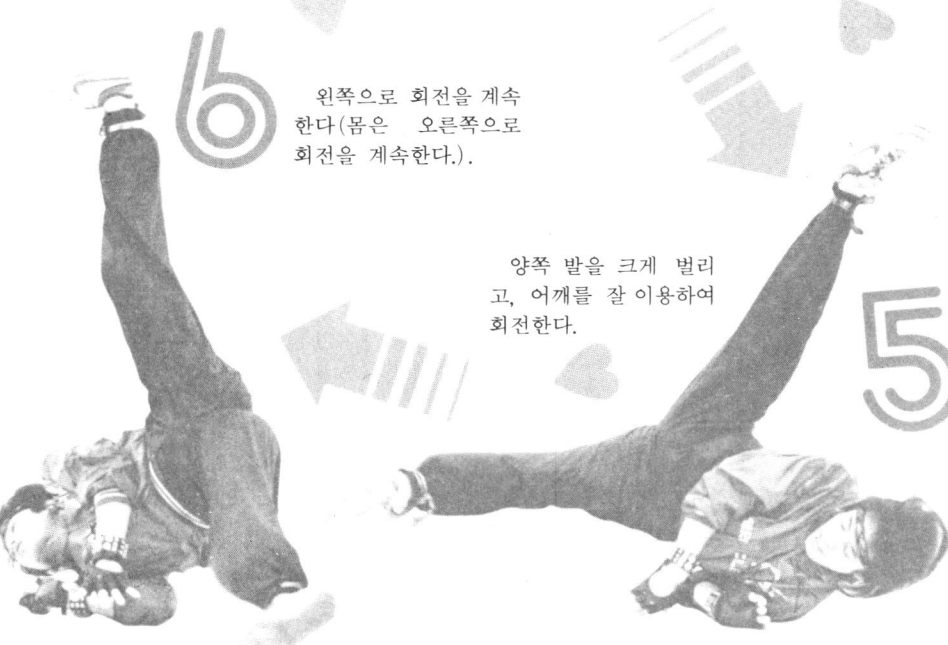

Part 4 : Breaking

양손과 왼쪽 무릎을 바닥에 붙이고 시작한다.

양쪽 발을 들어 올리고, 양쪽 손을 이용하여 체중을 유지한다.

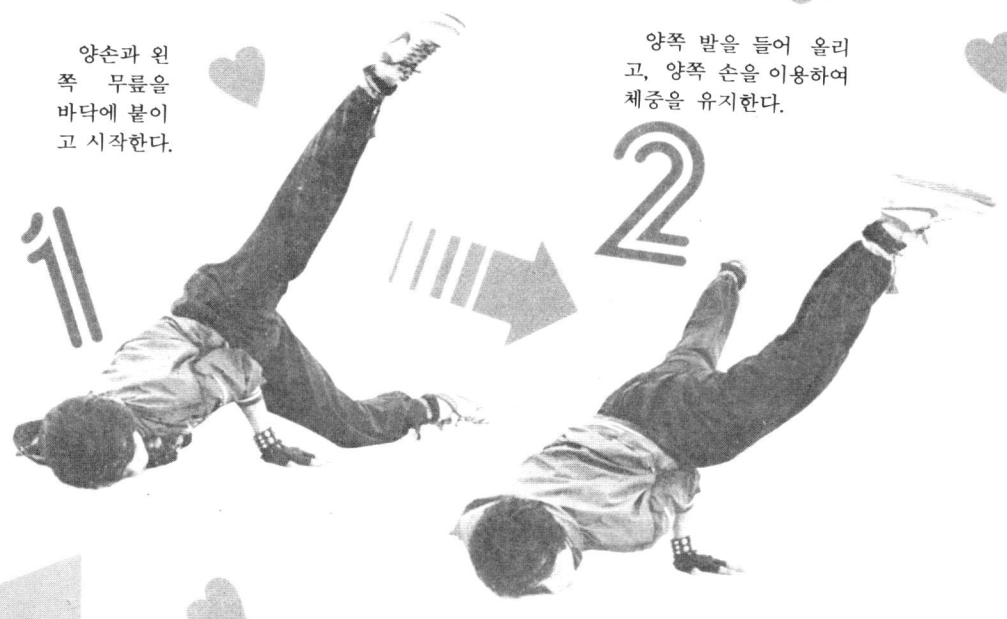

WIND MILLS

회전에 속도가 붙게 되면 양쪽 발을 높게 올린다.

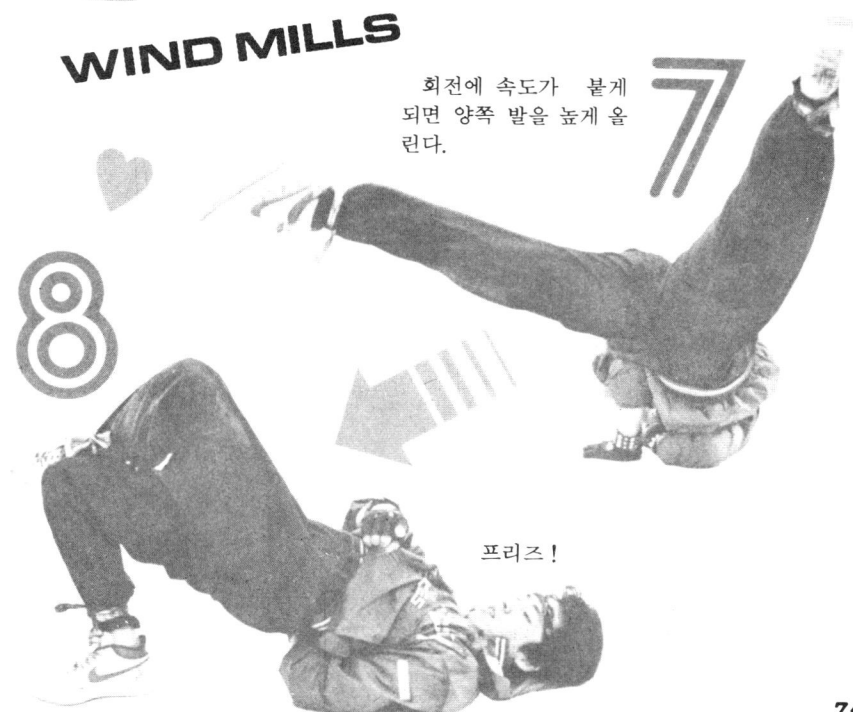

프리즈!

7 엘보우 스핀

ELBOW SPIN

이 스텝은, 팔꿈치로 밸런스를 잘 유지하되, 처음에는 몸을 낮게 하여 회전하는 것이 좋다.

1

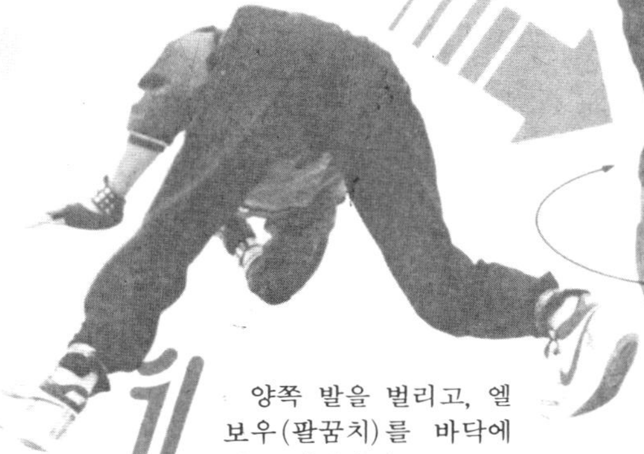

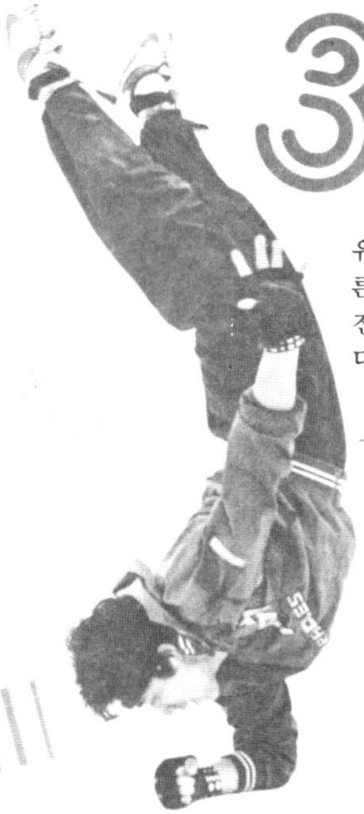

양쪽 발을 벌리고, 엘보우(팔꿈치)를 바닥에 대고 시작한다.

2

오른쪽 엘보우로 체중을 유지하며, 오른쪽으로 회전한다.

3

밸런스를 유지하여 오른쪽으로 회전을 계속한다.

4

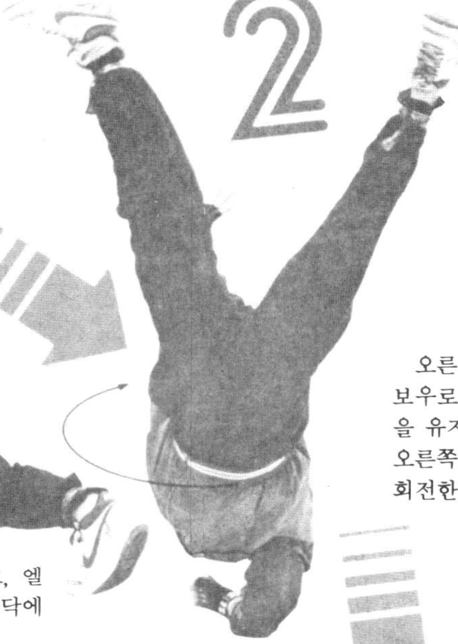

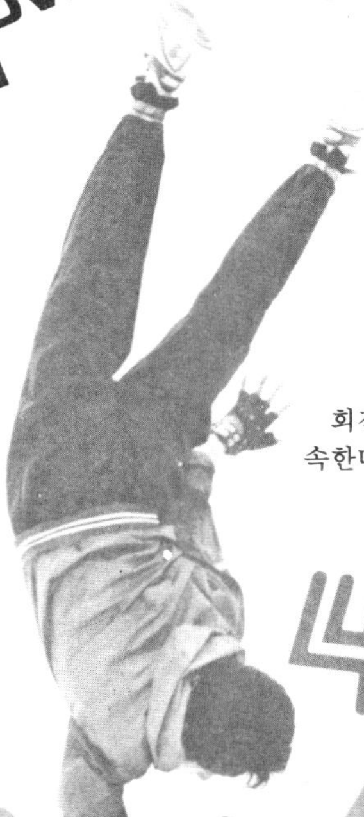

회전을 계속한다.

Part 4 : Breaking

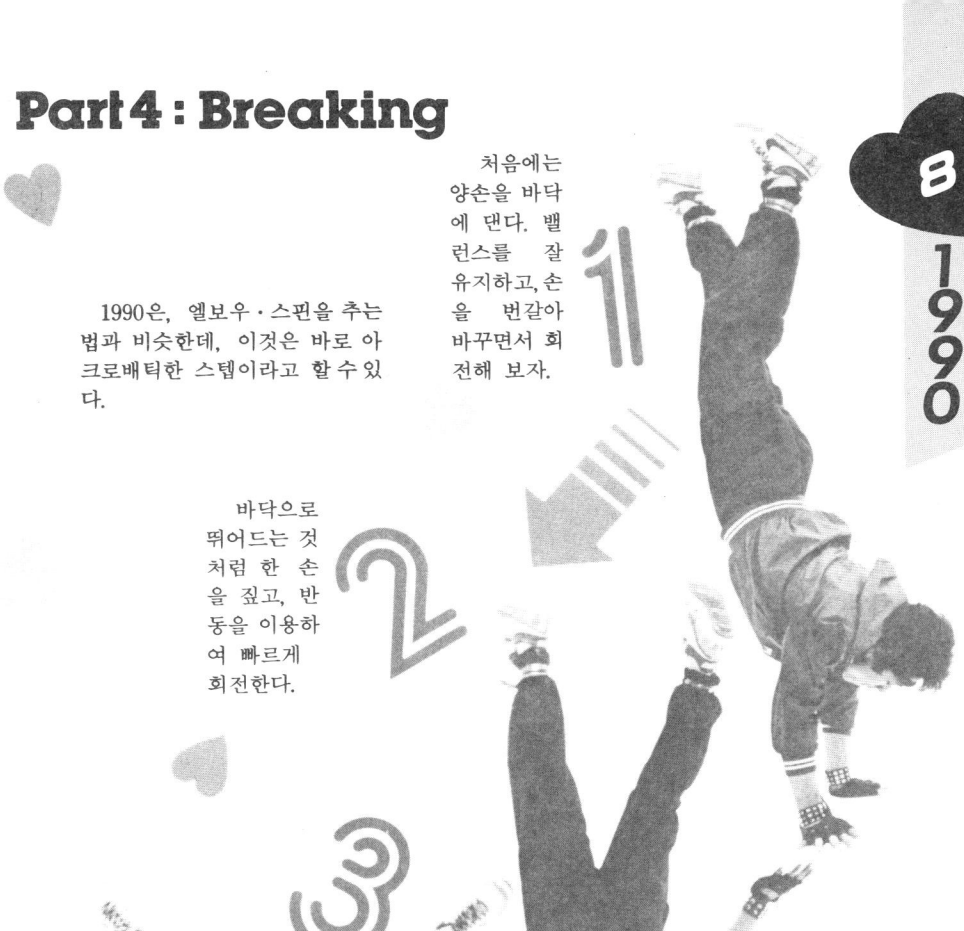

1990은, 엘보우·스핀을 추는 법과 비슷한데, 이것은 바로 아크로배틱한 스텝이라고 할 수 있다.

처음에는 양손을 바닥에 댄다. 밸런스를 잘 유지하고, 손을 번갈아 바꾸면서 회전해 보자.

바닥으로 뛰어드는 것처럼 한 손을 짚고, 반동을 이용하여 빠르게 회전한다.

밸런스를 유지하고, 가능한한 빠른 회전을 할 수 있도록 한다.

1990

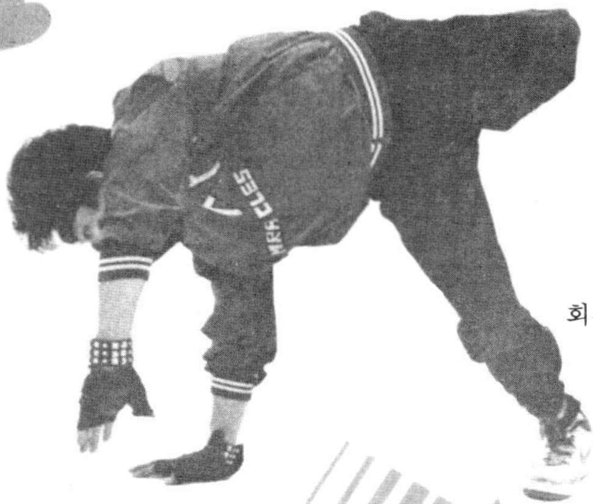

③

회전을 계속한다. ♥

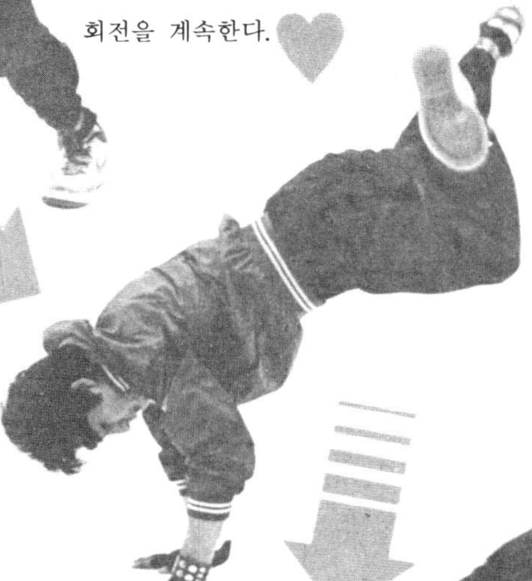

④

회전을 계속한다.

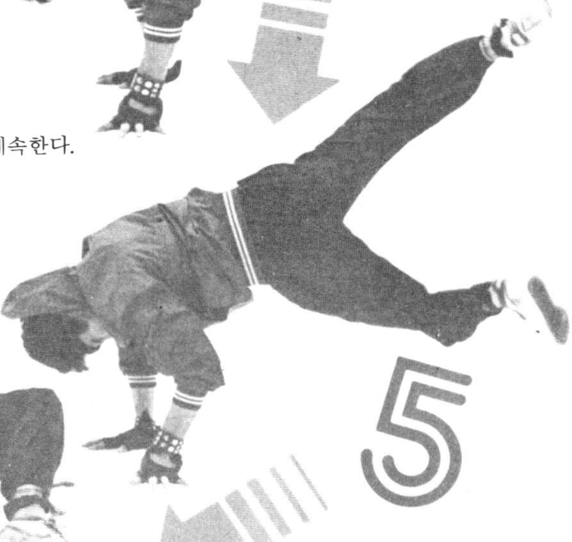

SWIPES

⑤

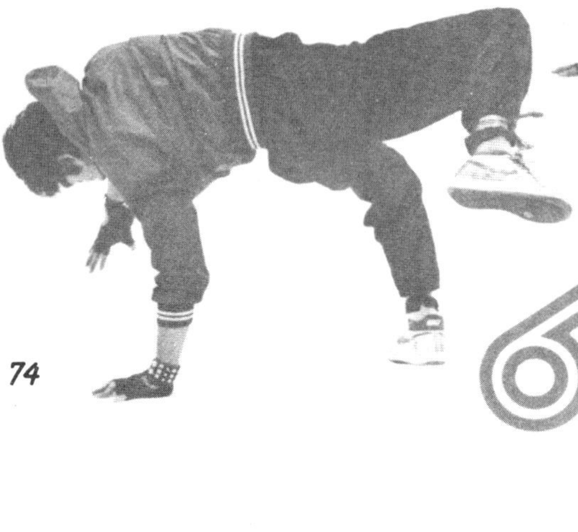

⑥

74

Part 4 : Breaking

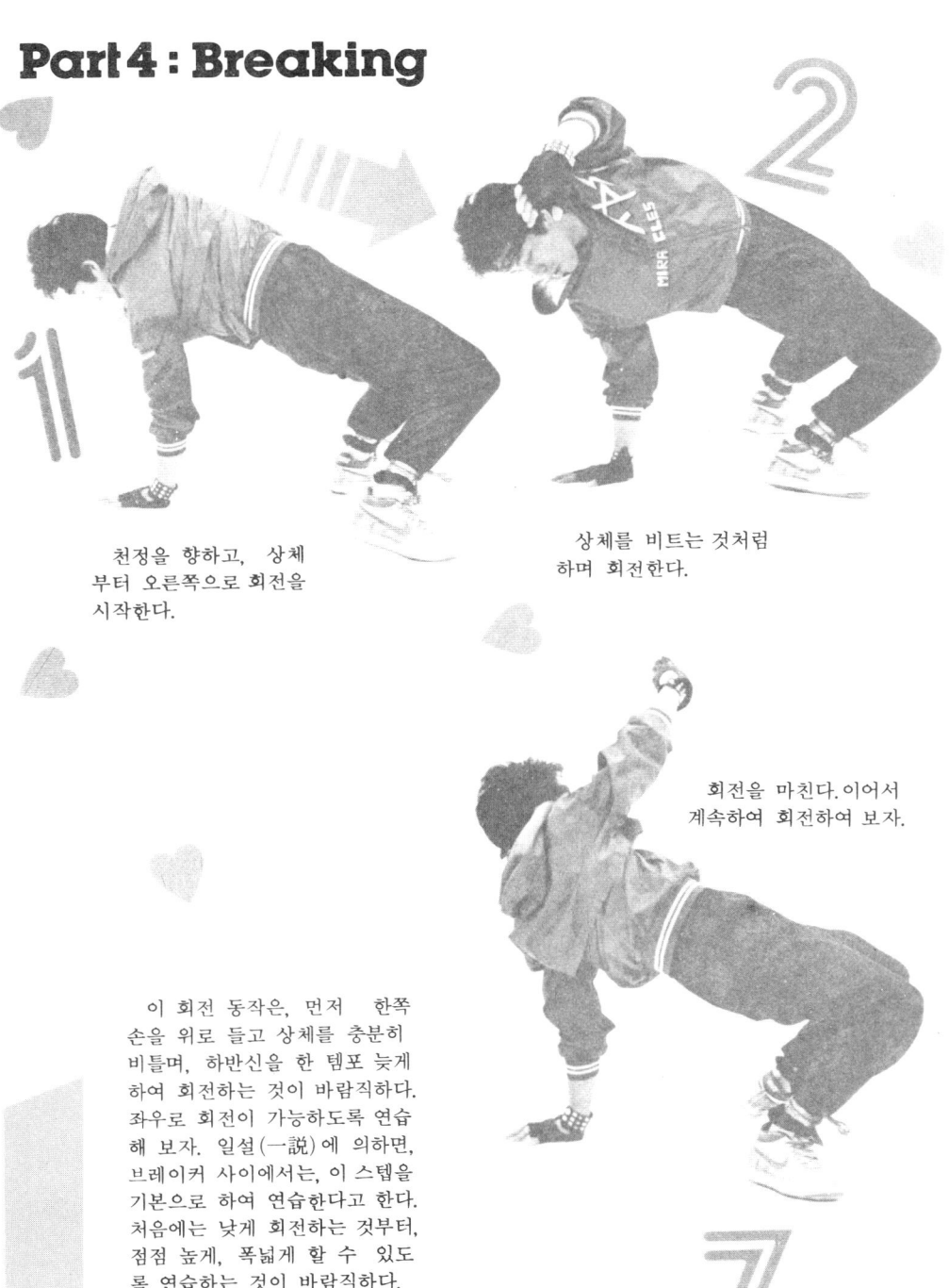

천정을 향하고, 상체
부터 오른쪽으로 회전을
시작한다.

상체를 비트는 것처럼
하며 회전한다.

회전을 마친다. 이어서
계속하여 회전하여 보자.

이 회전 동작은, 먼저 한쪽
손을 위로 들고 상체를 충분히
비틀며, 하반신을 한 템포 늦게
하여 회전하는 것이 바람직하다.
좌우로 회전이 가능하도록 연습
해 보자. 일설(一說)에 의하면,
브레이커 사이에서는, 이 스텝을
기본으로 하여 연습한다고 한다.
처음에는 낮게 회전하는 것부터,
점점 높게, 폭넓게 할 수 있도
록 연습하는 것이 바람직하다.

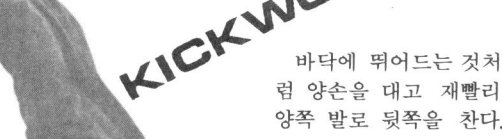

DONKEYS& KICKWORM

바닥에 뛰어드는 것처
럼 양손을 대고 재빨리
양쪽 발로 뒷쪽을 찬다.

10

돈키즈와 킥웜

①~②를 돈키즈라고 하는데,
서커스 등에서 곡예사가 재주를
부리듯이 재미있게 추는 것이
좋다.

양쪽 발을
맞추고 내린
다. 성난 말
이 뒷발질을
하는 것과
비슷하다. 이
것을 반복하
여 행한다.

③~⑥을 킥웜이라고 하는데,
양쪽 발로 바닥을 차는 반동으
로, 배추 벌레와 같이 앞으로
나아가는 퍽 우스운 스텝이다.

Part4 : Breaking

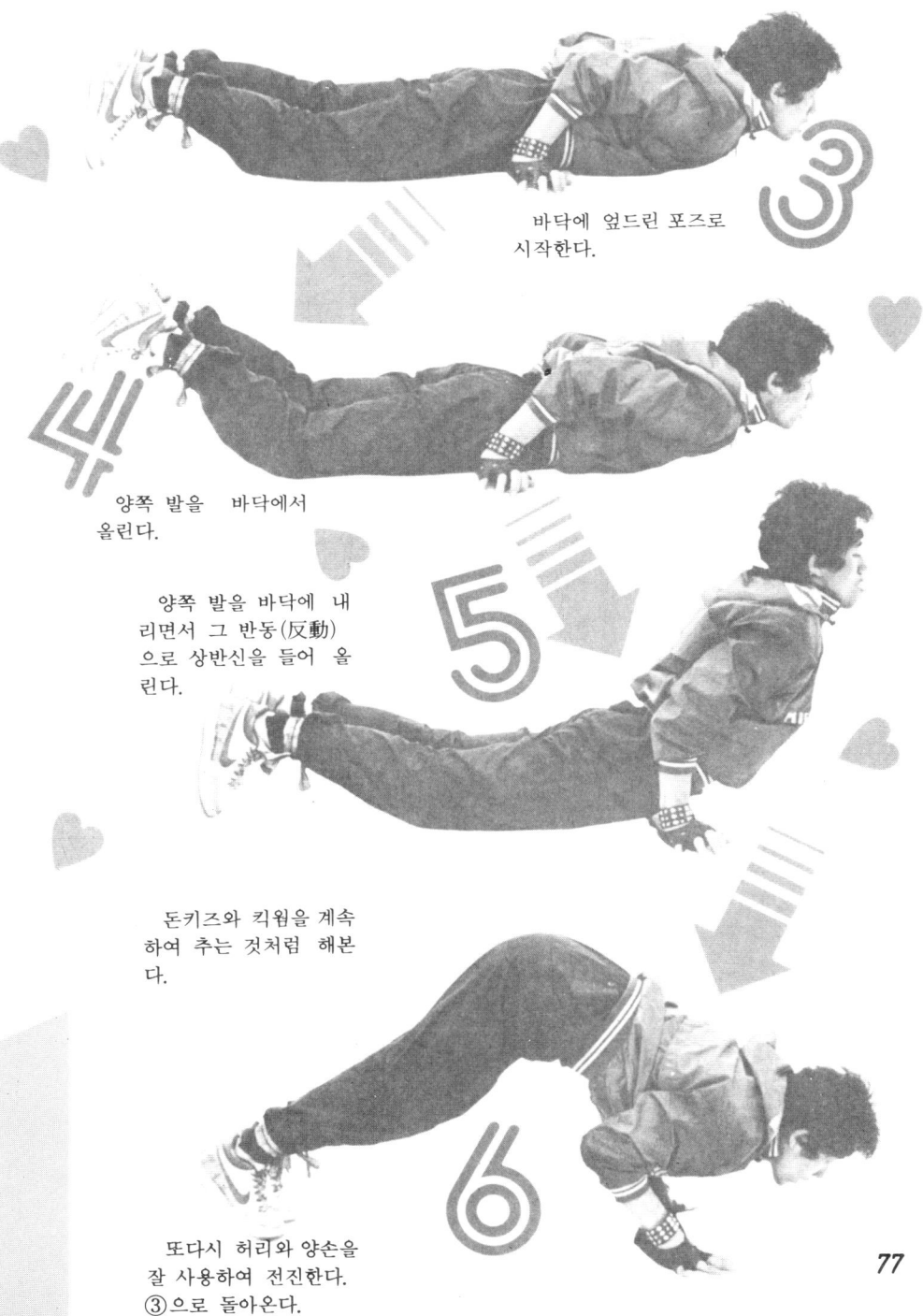

바닥에 엎드린 포즈로
시작한다.

양쪽 발을 바닥에서
올린다.

양쪽 발을 바닥에 내
리면서 그 반동(反動)
으로 상반신을 들어 올
린다.

돈키즈와 킥웜을 계속
하여 추는 것처럼 해본
다.

또다시 허리와 양손을
잘 사용하여 전진한다.
③으로 돌아온다.

HEAD TURNS

헤드턴

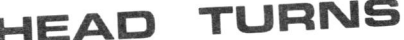

상대방의 배에 머리를
대고, 들어올릴 준비를
한다.

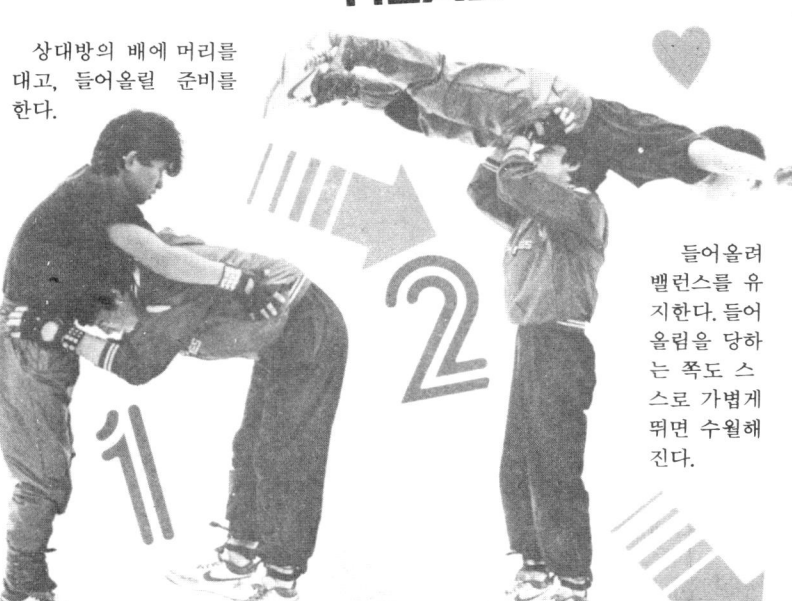

들어올려
밸런스를 유
지한다. 들어
올림을 당하
는 쪽도 스
스로 가볍게
뛰면 수월해
진다.

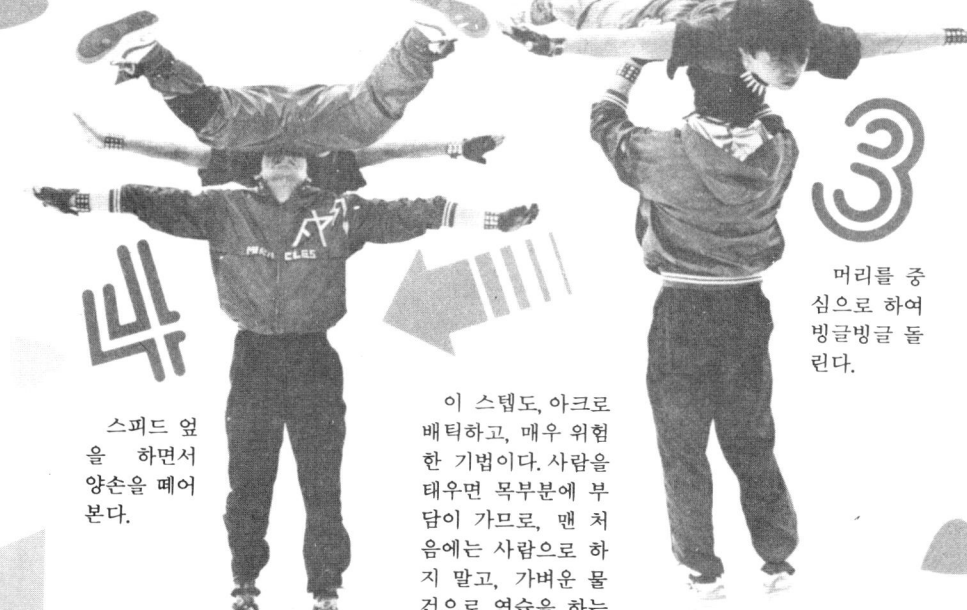

머리를 중
심으로 하여
빙글빙글 돌
린다.

이 스텝도, 아크로
배틱하고, 매우 위험
한 기법이다. 사람을
태우면 목부분에 부
담이 가므로, 맨 처
음에는 사람으로 하
지 말고, 가벼운 물
건으로 연습을 하는
것도 좋다.

스피드 옆
을 하면서
양손을 떼어
본다.

78

Part 4 : Breaking

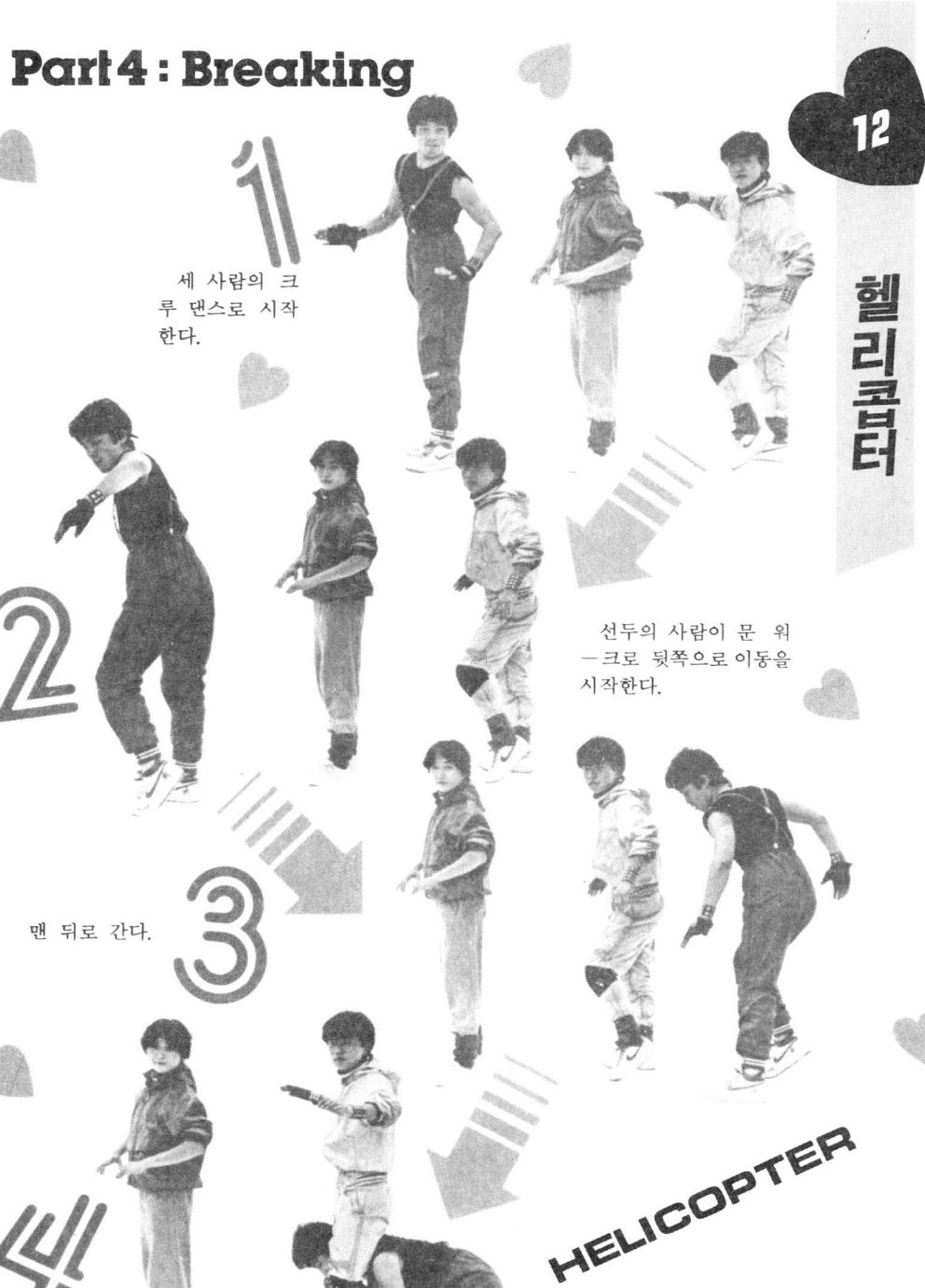

헬리콥터

1 세 사람의 크루 댄스로 시작한다.

2

선두의 사람이 문 위 ―크로 뒷쪽으로 이동을 시작한다.

3 맨 뒤로 간다.

4

HELICOPTER

몸을 구부려서, 가운데 사람의 다리 사이로 머리를 넣고 들어올릴 준비를 한다.

79

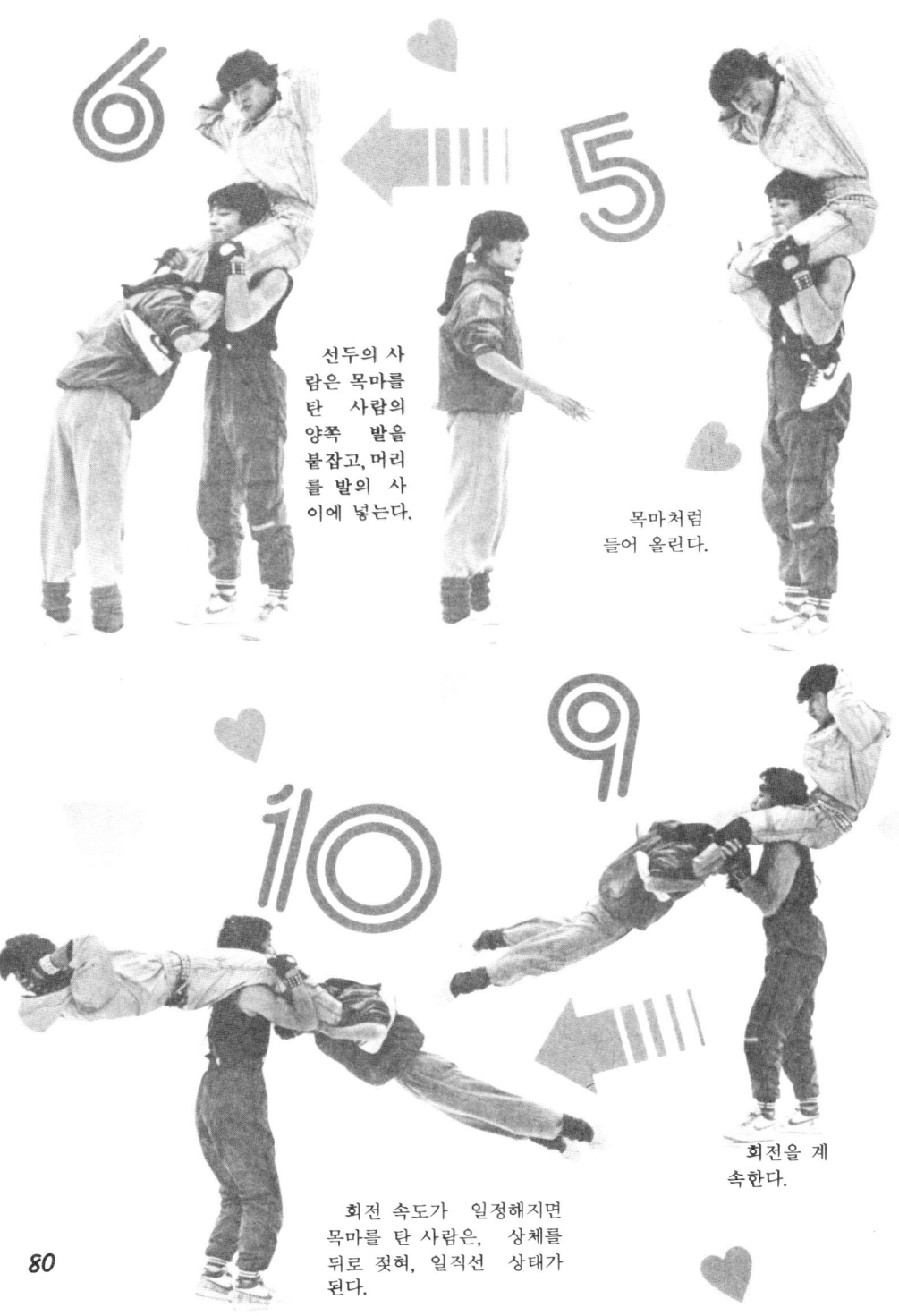

선두의 사
람은 목마를
탄 사람의
양쪽 발을
붙잡고, 머리
를 발의 사
이에 넣는다.

목마처럼
들어 올린다.

회전을 계
속한다.

회전 속도가 일정해지면
목마를 탄 사람은, 상체를
뒤로 젖혀, 일직선 상태가
된다.

Part 4 : Breaking

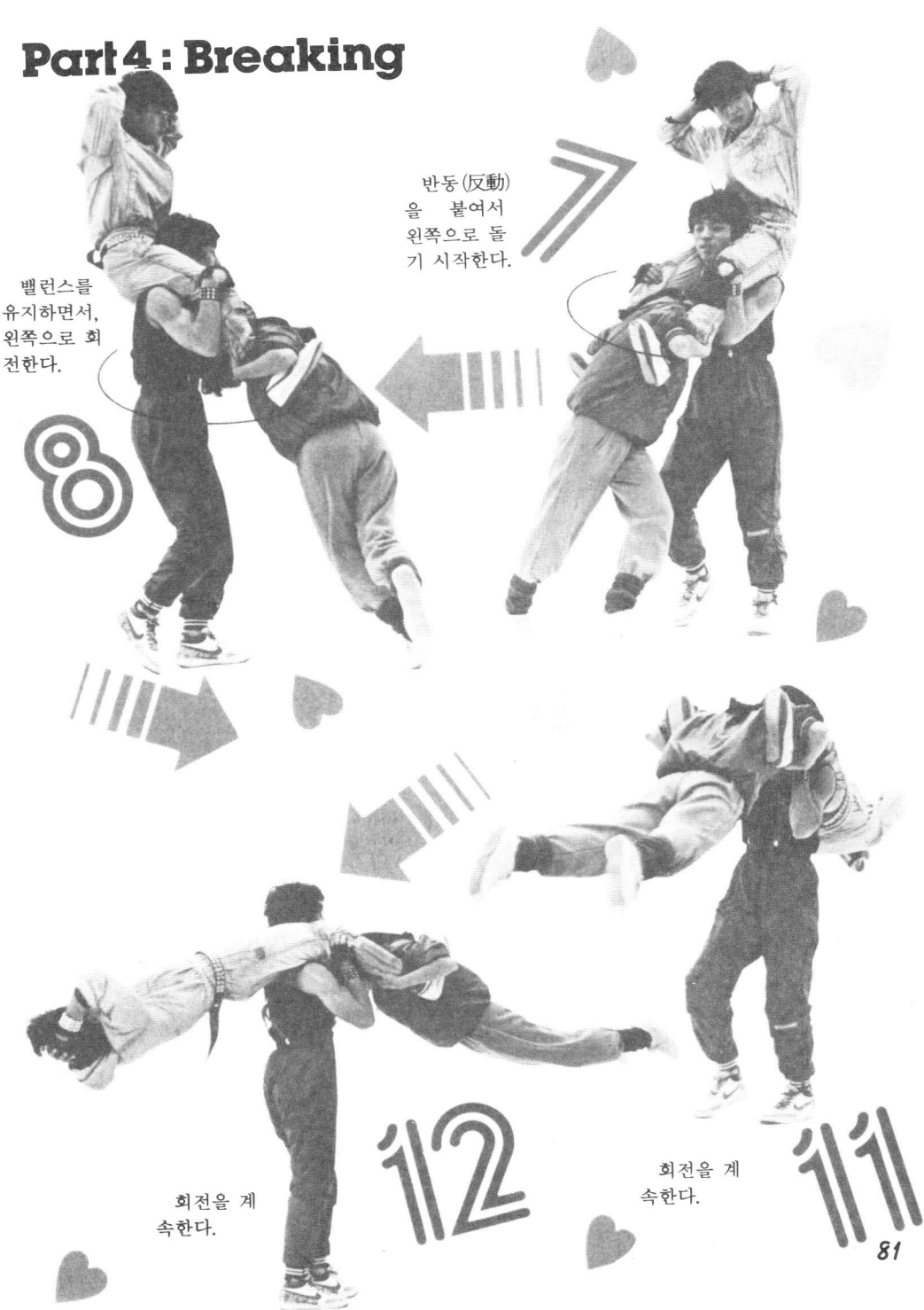

반동(反動)을 붙여서 왼쪽으로 돌기 시작한다.

밸런스를 유지하면서, 왼쪽으로 회전한다.

회전을 계속한다.

회전을 계속한다.

마지막엔 세 사람이 함께 결정적인 포즈를 취한다.

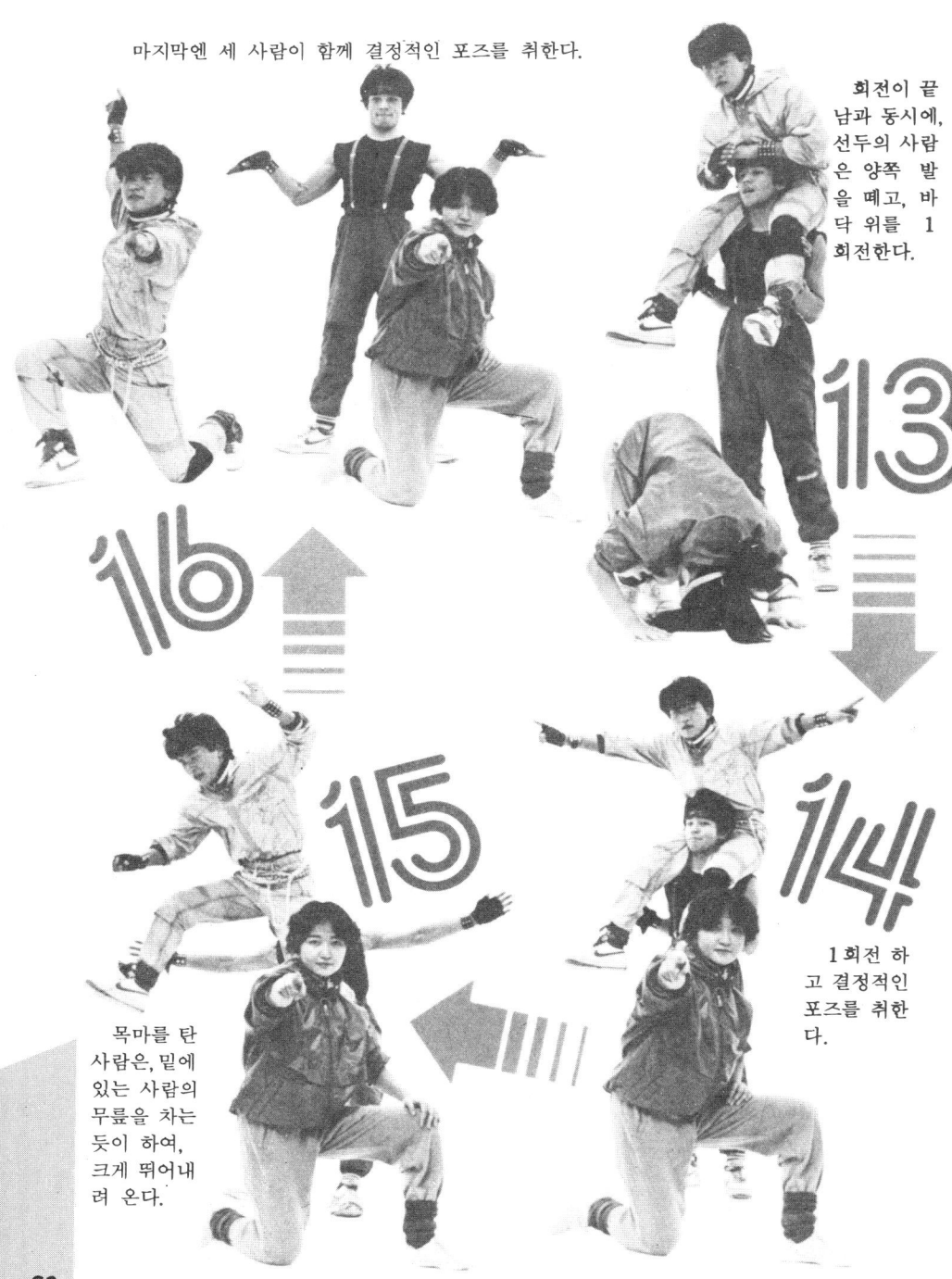

회전이 끝
남과 동시에,
선두의 사람
은 양쪽 발
을 떼고, 바
닥 위를 1
회전한다.

1회전 하
고 결정적인
포즈를 취한
다.

목마를 탄
사람은, 밑에
있는 사람의
무릎을 차는
듯이 하여,
크게 뛰어내
려 온다.

Part 5
Mime & Freezes
마임과 프리즈

●얼굴의 표정이나 몸짓을 춤으로 표현하는 마임, 거울을 향하고 가면을 쓰거나, 일상 생활 속에서 힌트를 얻은 춤을 추어보이는 것이 좋다. 프리즈란, 댄싱의 마지막에 '어떤가! 멋있지?'라고 하는 기분을 가지고 결정적인 포즈를 취하는 것을 말한다. 특히, 브레이킹 등의 큰 기술을 하고 난 후에는, 자신감에 넘친 프리즈를 취하는 것이 좋다. 연구하여 자신의 프리즈를 창조해 보자.

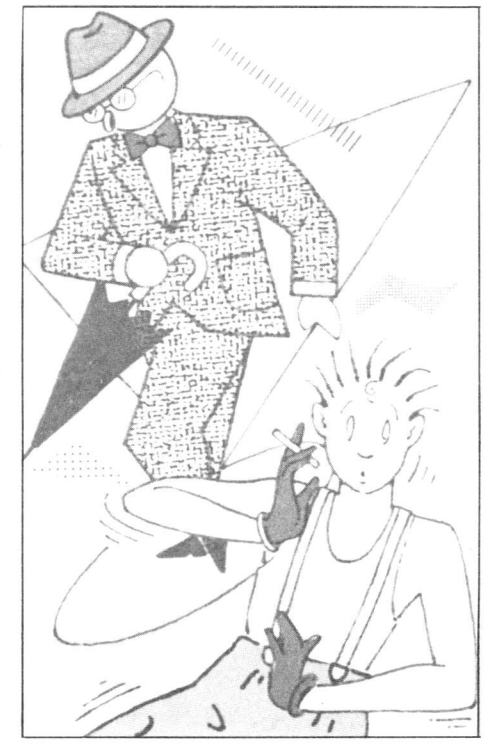

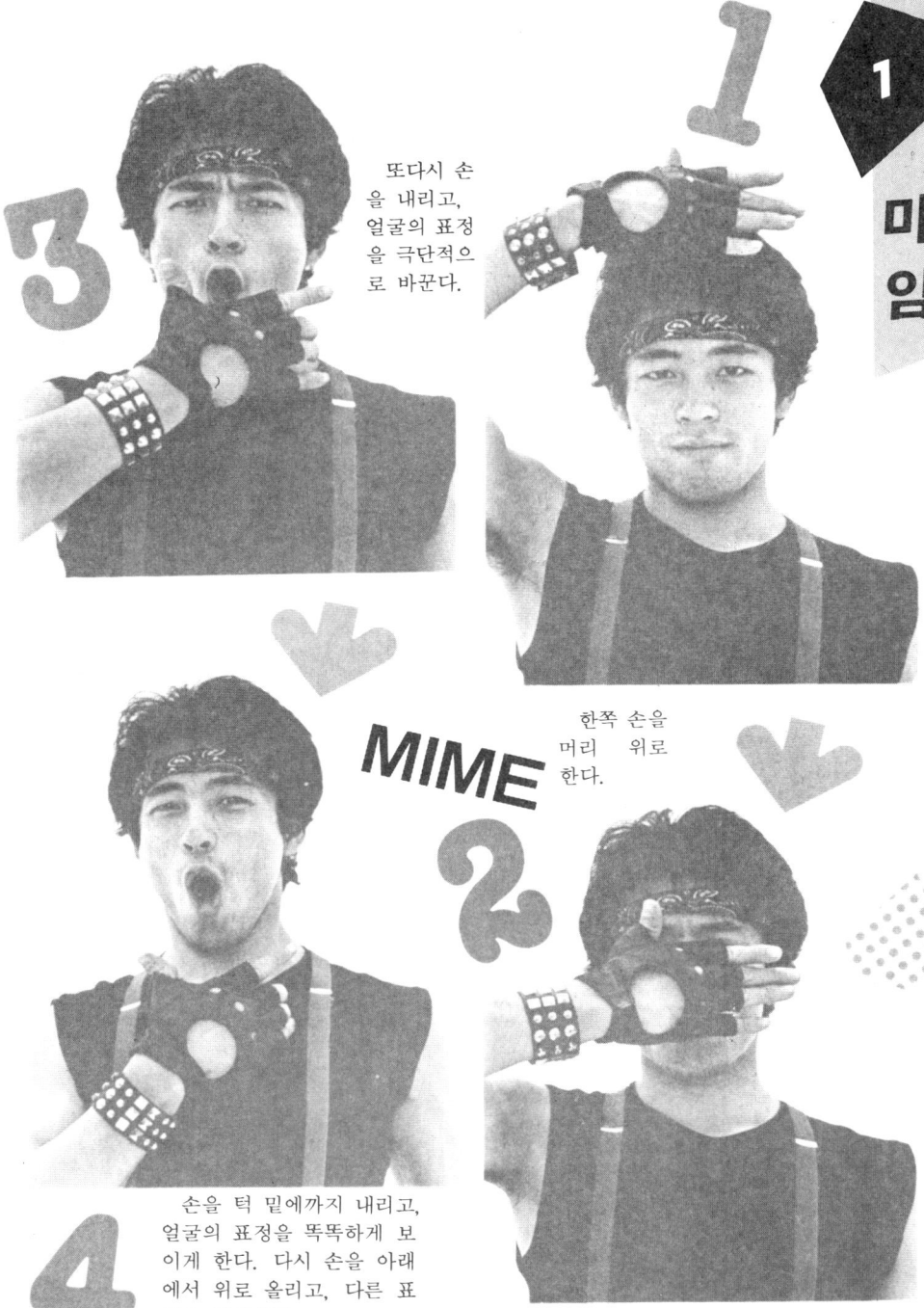

또다시 손을 내리고, 얼굴의 표정을 극단적으로 바꾼다.

MIME

한쪽 손을 머리 위로 한다.

손을 턱 밑에까지 내리고, 얼굴의 표정을 똑똑하게 보이게 한다. 다시 손을 아래에서 위로 올리고, 다른 표정을 지어본다.

손을 내리고, 얼굴을 가리는 듯이 한다.

Part 5 : Mime & Freezes

브레이크 댄스 중에서도 마임은 상당히 많이 사용되고 있다. 거대하게 표현하여 분위기를 즐겨보도록 하자.

〈충치가 아닐까? 이를 닦자〉

〈낚시줄이 걸렸다〉

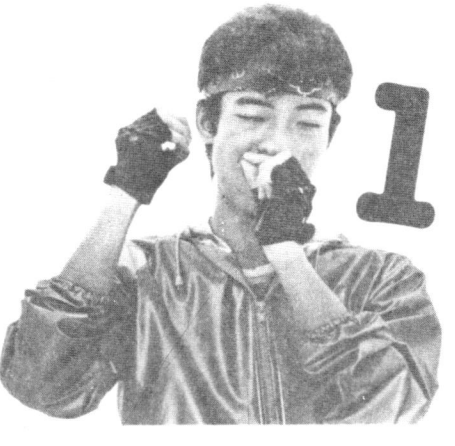

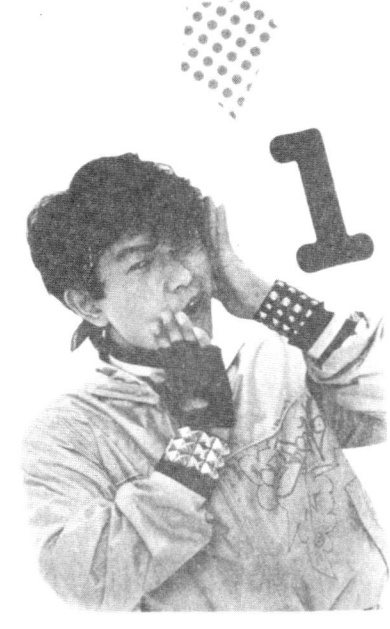

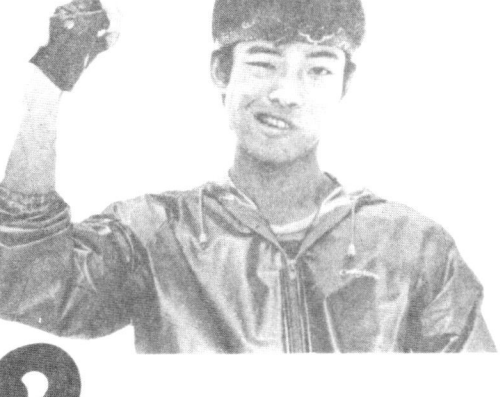

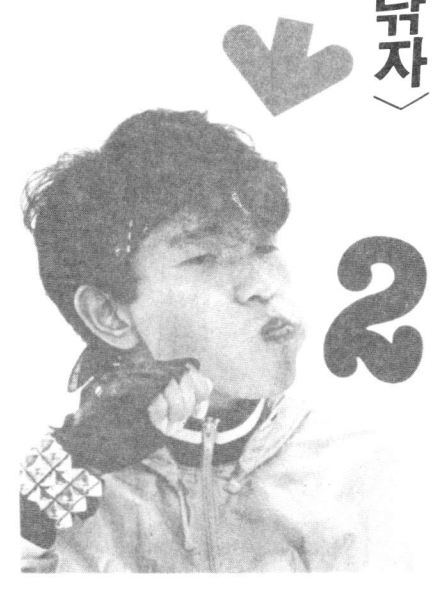

일상 생활 속에서도 힌트를 얻어, 여러가지 마임을 연구해 보자.

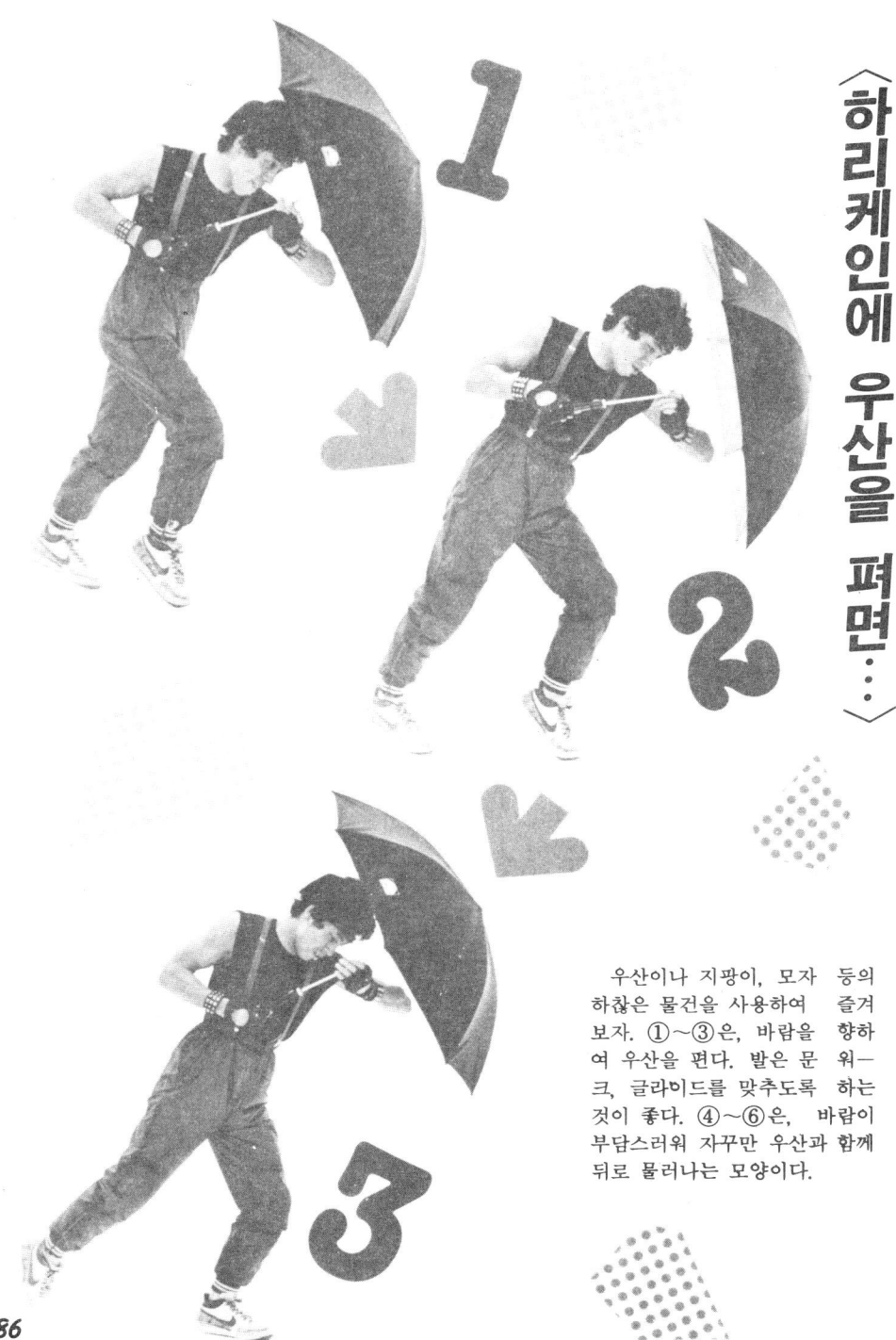

〈하리케인에 우산을 펴면…〉

우산이나 지팡이, 모자 등의 하찮은 물건을 사용하여 즐겨 보자. ①∼③은, 바람을 향하여 우산을 편다. 발은 문 워― 크, 글라이드를 맞추도록 하는 것이 좋다. ④∼⑥은, 바람이 부담스러워 자꾸만 우산과 함께 뒤로 물러나는 모양이다.

Part 5 : Mime & Freezes

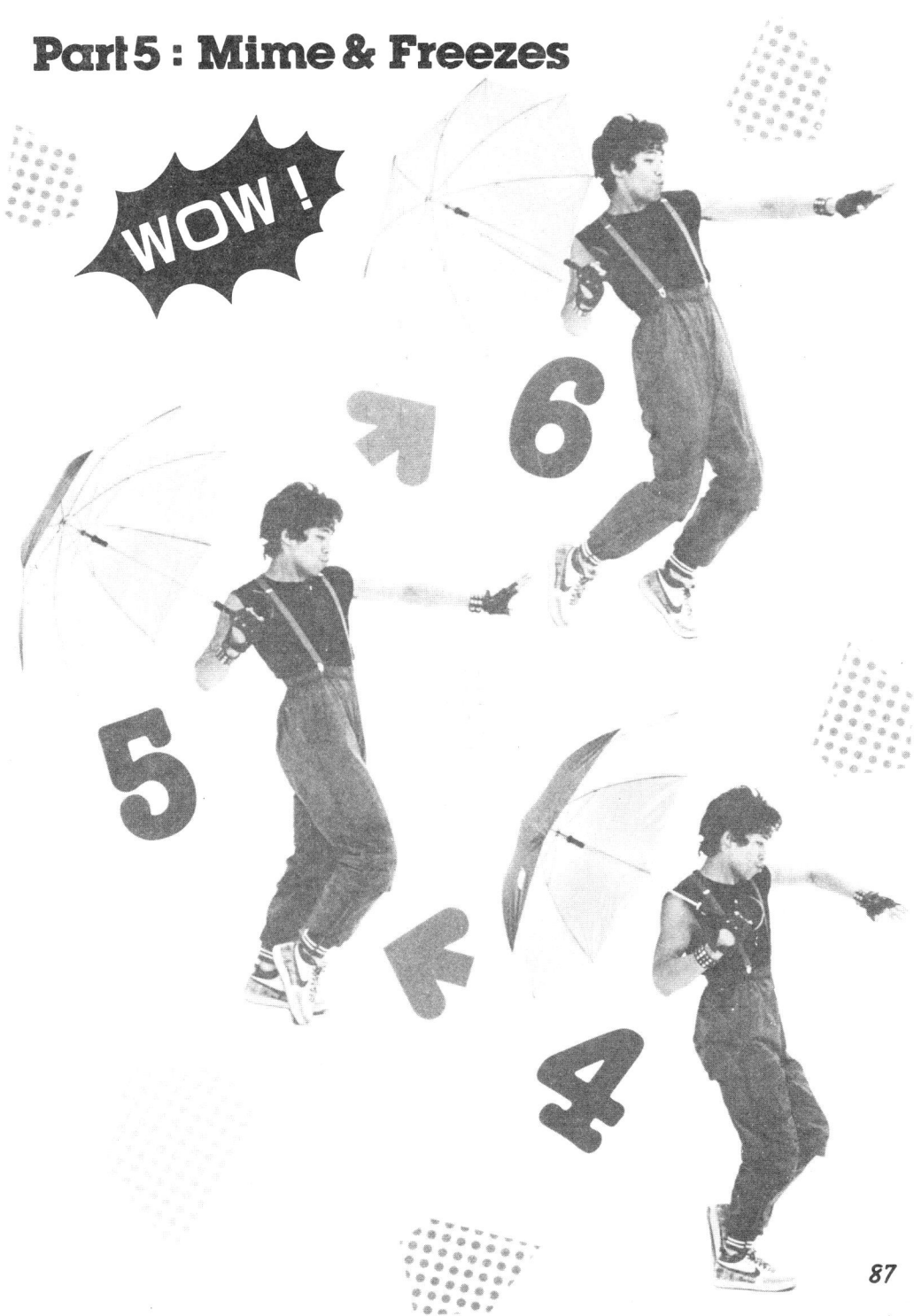

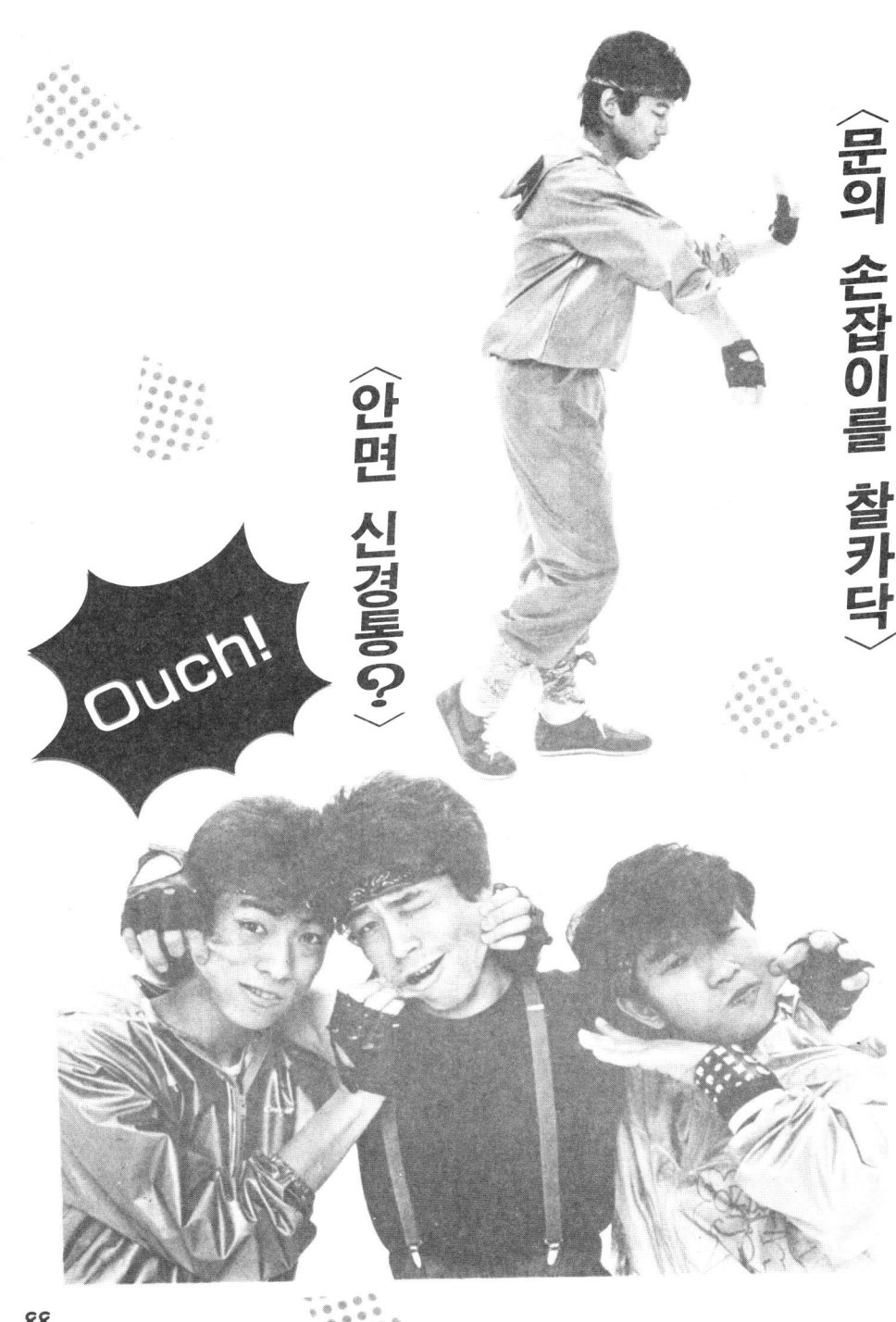

Part 5 : Mime & Freezes

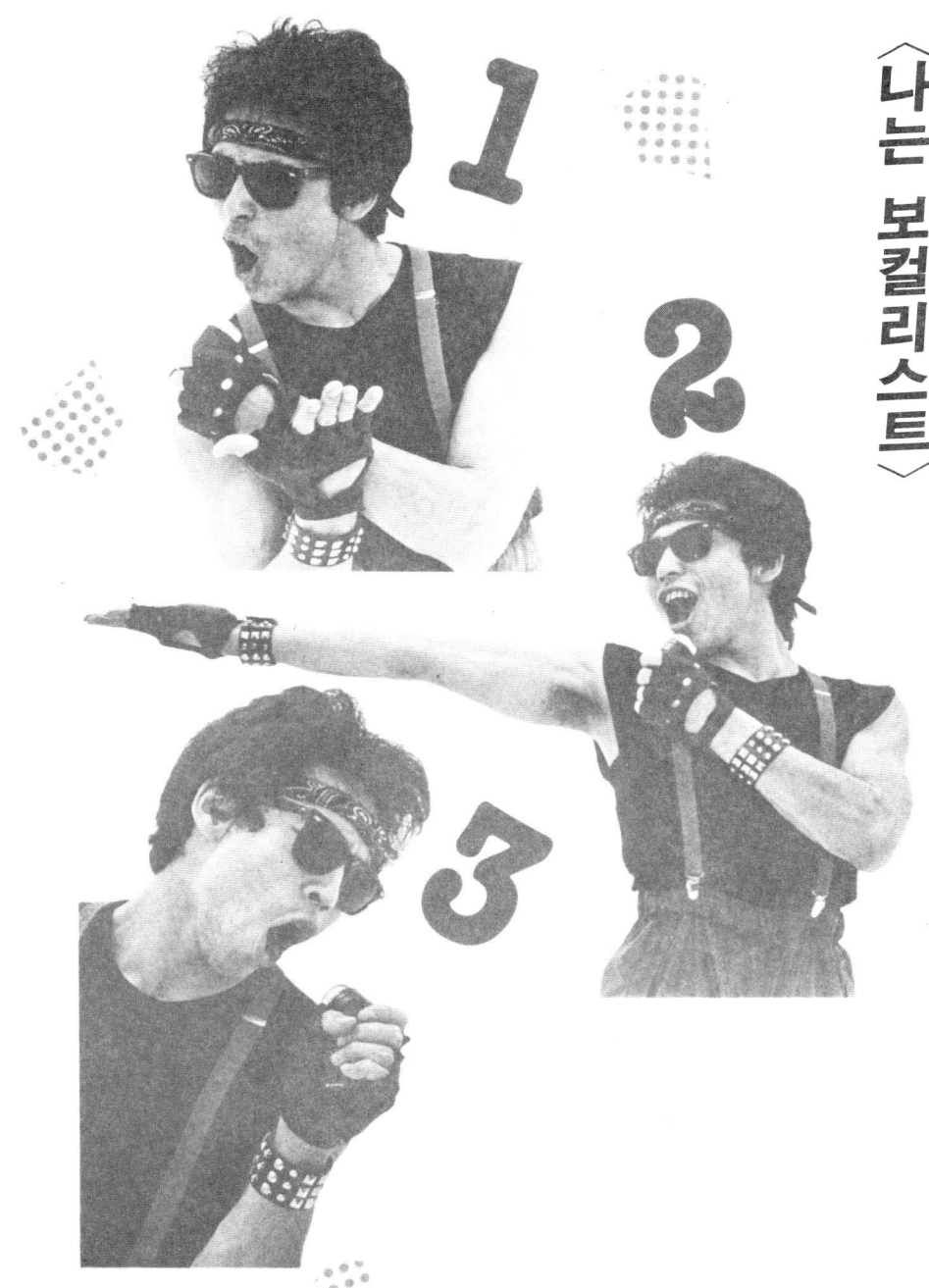

〈나는 보컬리스트〉

2

프리즈

프리즈란 춤이 끝날
때 취하는 결정적인 멋
진 포즈를 말한다. 여기
에서 소개한 것 이외에
도, 더 많은 것을 스스
로 연구하여, 멋진 포즈
를 만들어 보도록 하자.

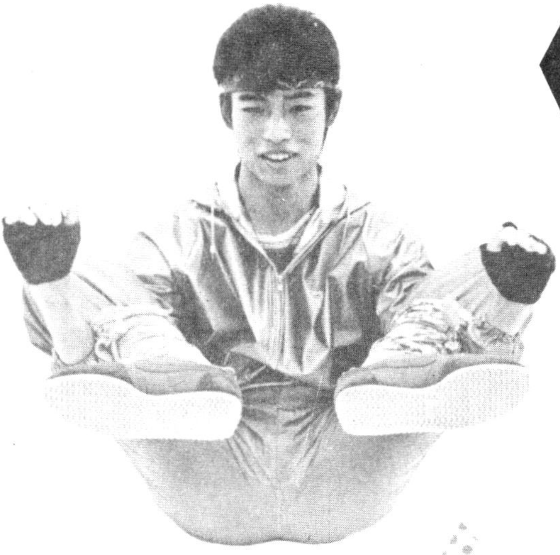

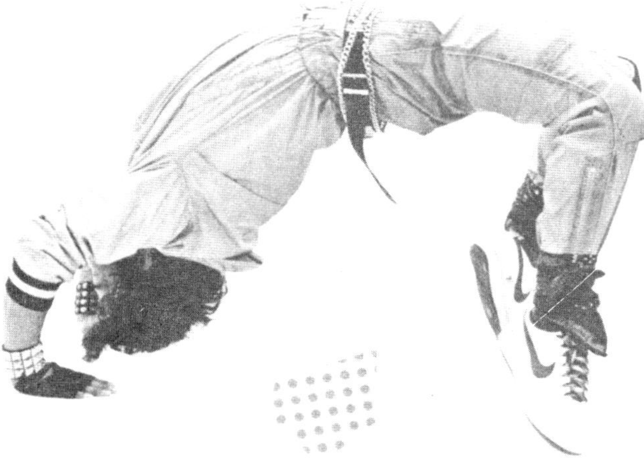

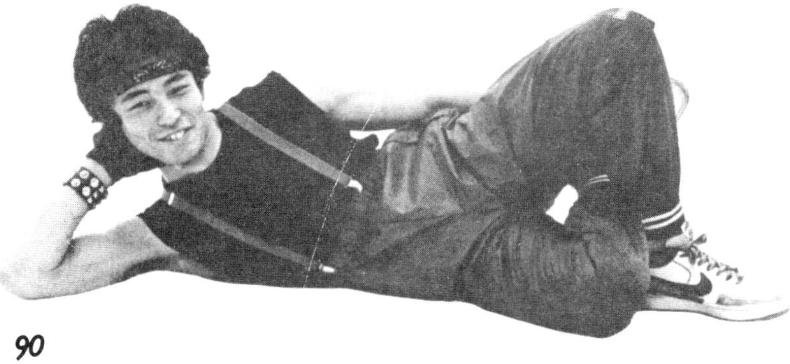

90

Part 5 : Mime & Freezes

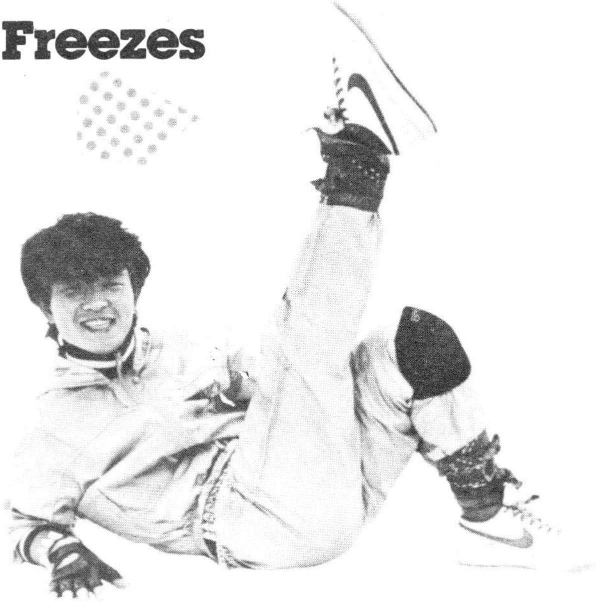

FREEZES!

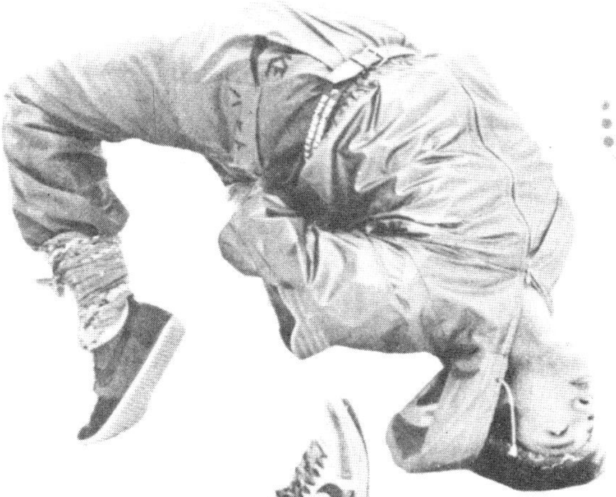

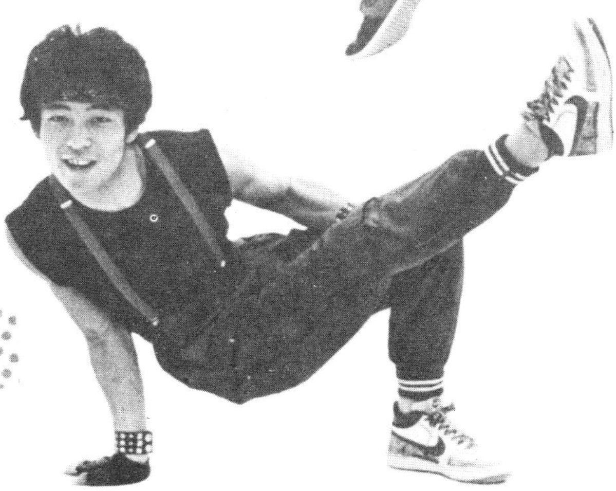

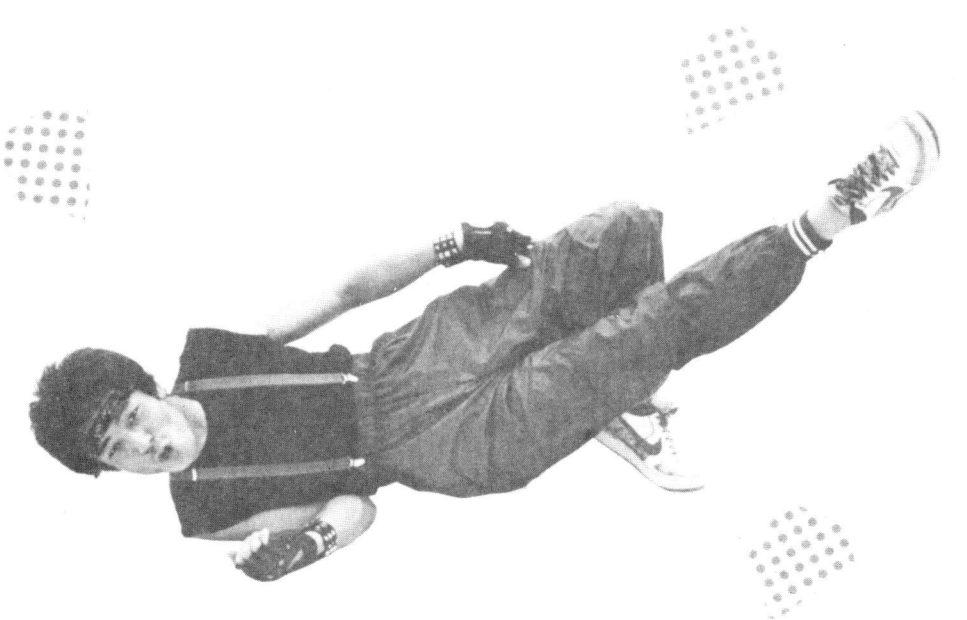

NICE POSE!

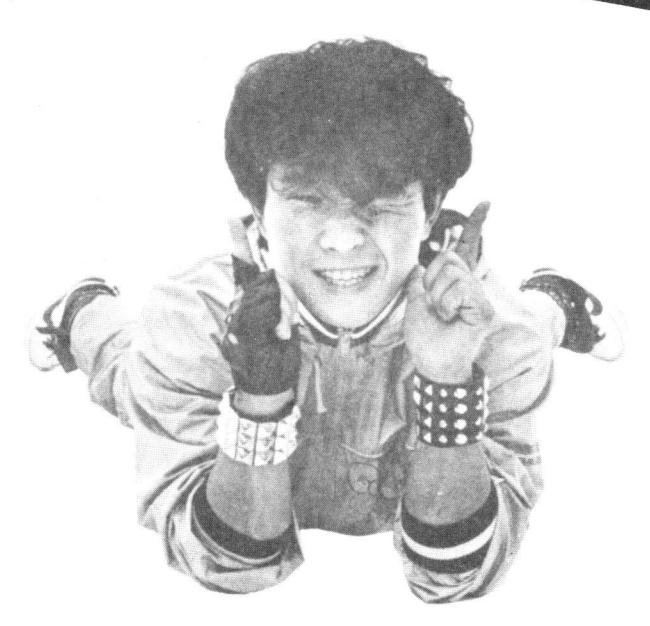

Part 6
Crew Dance
크루 댄스

●브레이크 댄싱은, 보이기 위한 댄싱이기도 하다. 한 사람이 출 수도 있고, 세 사람으로부터 다섯 사람에 이르기까지, 크루 댄스를 추어 보는 것도 즐거울 것이다.공원이나, 휴일의 거리에서 마음대로 의상을 걸치고, 곡에 맞추어 즐겁게 춤을 추어보자. 테크닉뿐만 아니라, 분위기나 표현력이 갖추어지면 두려울 것이 없다. 여러분은 일약 거리의 히로(영웅)가 될 수 있다.

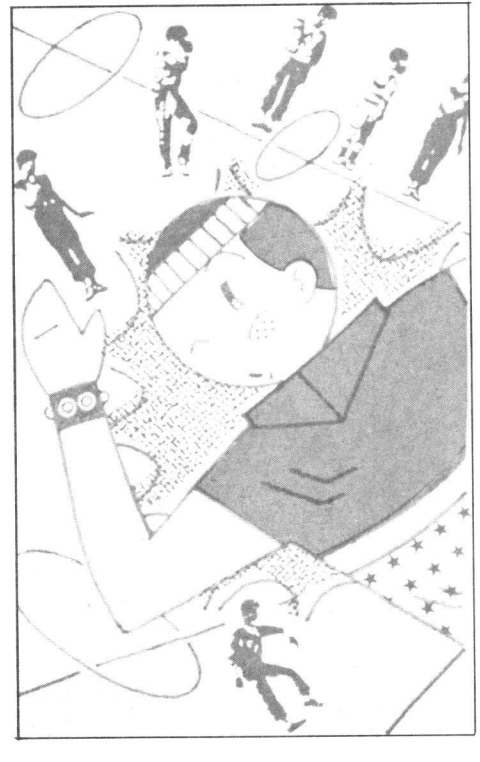

콤비네이션 ①

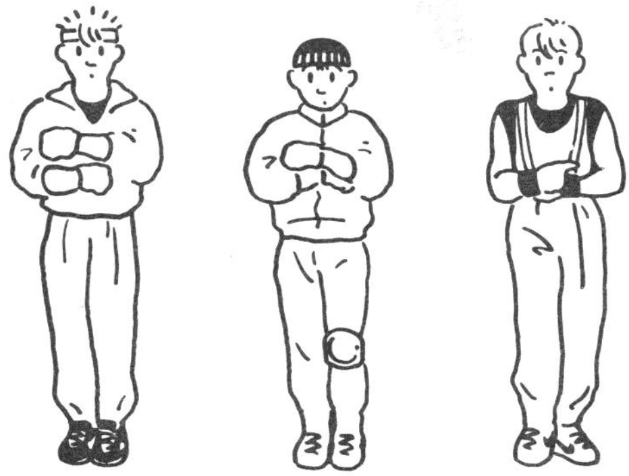

3

양쪽 발을 붙인다. 그때 양손을 빙글빙글 돌린다(둘, 넷, 여섯, 여덟).

4

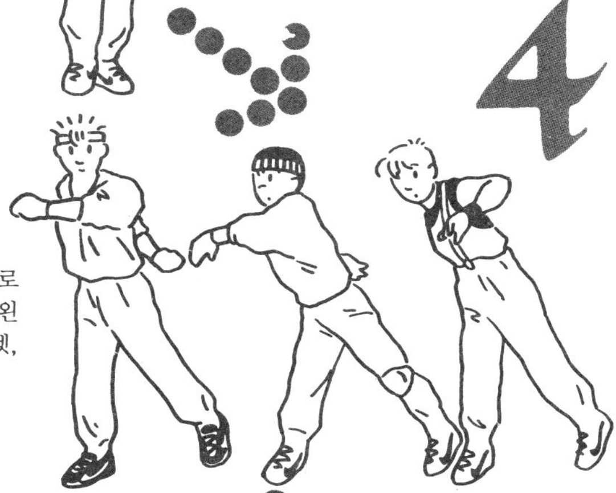

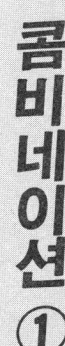

왼쪽 발을 왼쪽 뒤로 비스듬하게 잡는다. 왼손을 앞으로 흔든다(셋, 일곱).

5

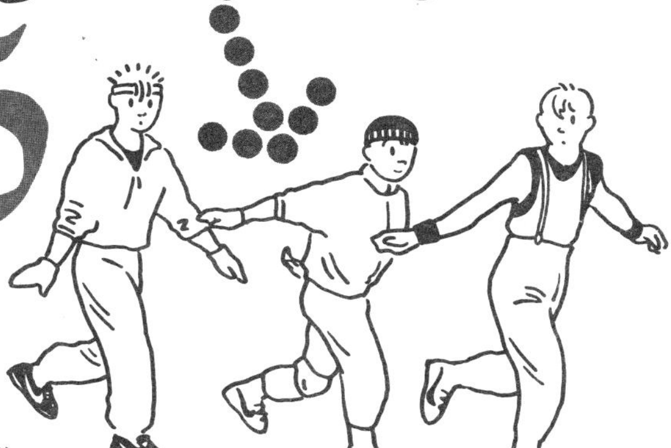

오른쪽 발을 왼쪽 발에 교차시키고 왼쪽 앞으로 비스듬하게 스텝한다(하나, 다섯).

6

양쪽 발을 붙이고, 정면을 본다(둘, 넷,여섯).

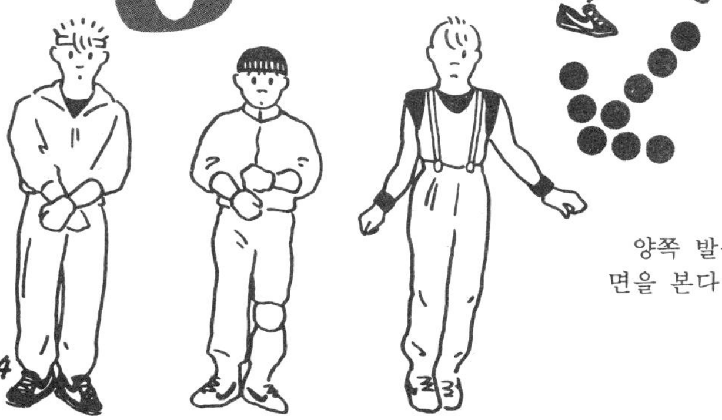

Part6 : Crew Dance

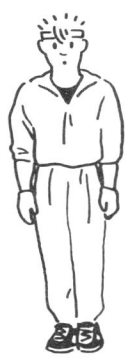 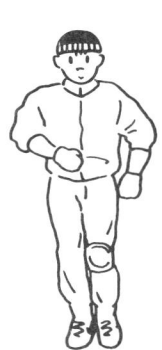

1

세 사람이 나란히 시 작한다. 양쪽 발은 붙인 상태이다.

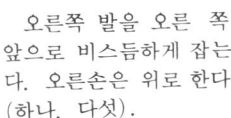

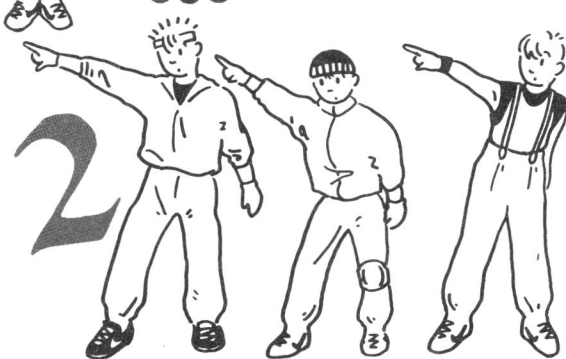

오른쪽 발을 오른 쪽 앞으로 비스듬하게 잡는 다. 오른손은 위로 한다 (하나, 다섯).

2

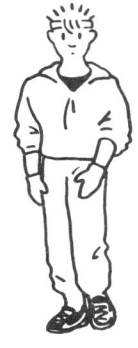 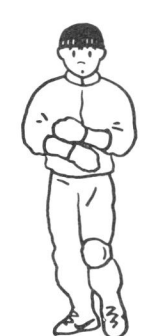 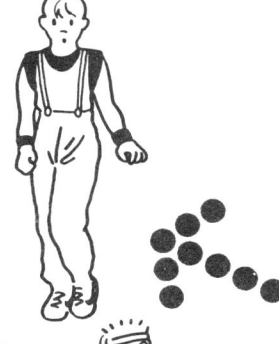

오른쪽 발을 교차시키 고 왼쪽 발을 오른쪽앞 으로 비스듬하게 스텝한 다(셋, 일곱).

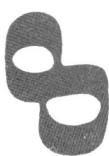

왼쪽 발을 오른쪽 발 옆으로 붙인다(여덟).

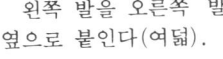

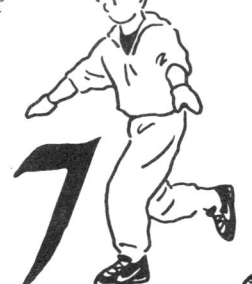 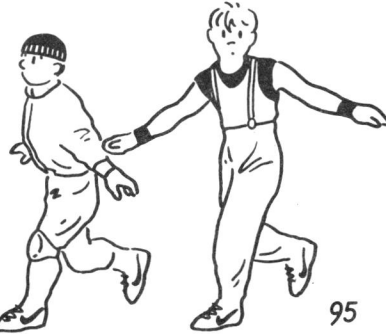

95

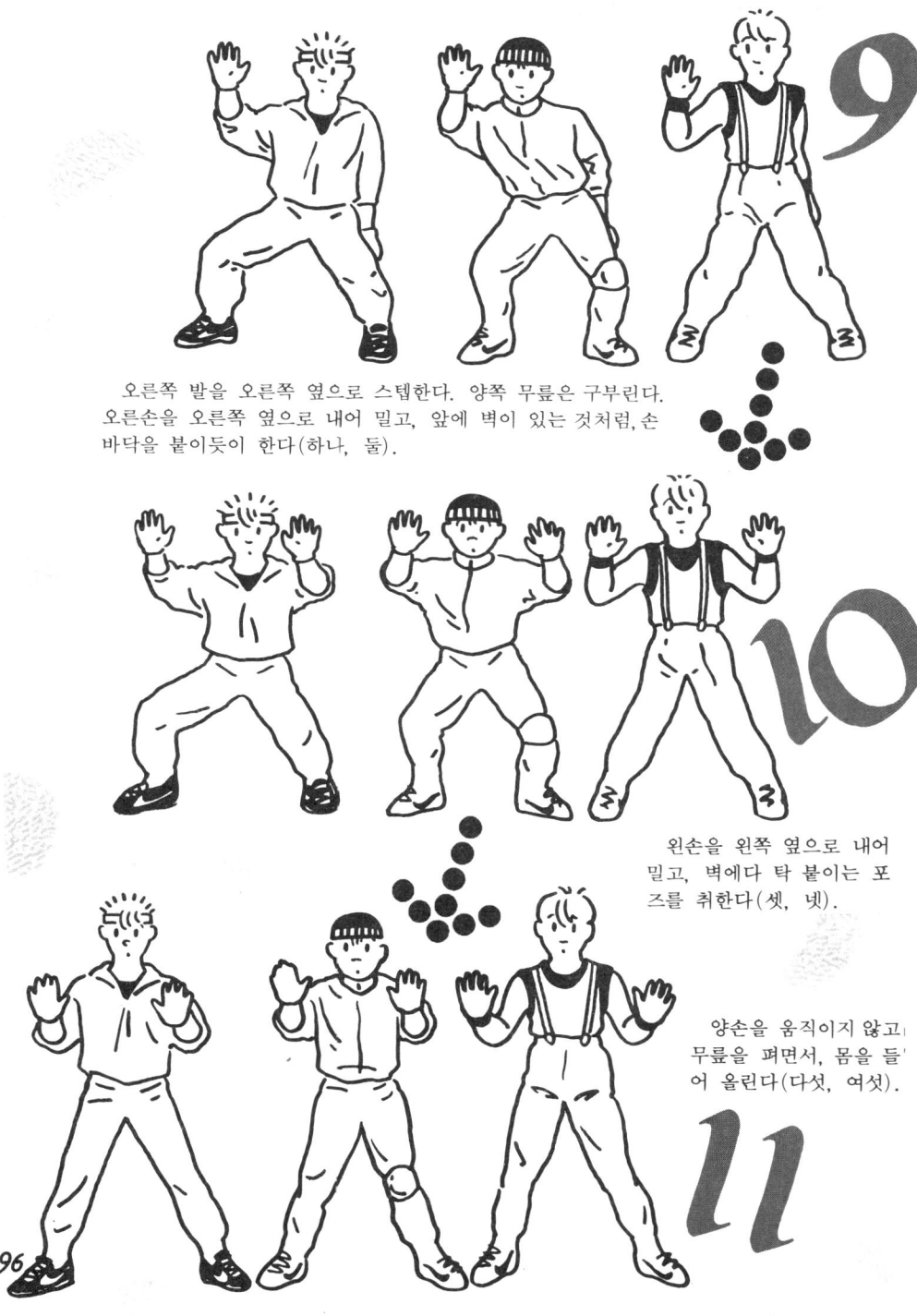

오른쪽 발을 오른쪽 옆으로 스텝한다. 양쪽 무릎은 구부린다.
오른손을 오른쪽 옆으로 내어 밀고, 앞에 벽이 있는 것처럼, 손
바닥을 붙이듯이 한다(하나, 둘).

왼손을 왼쪽 옆으로 내어
밀고, 벽에다 탁 붙이는 포
즈를 취한다(셋, 넷).

양손을 움직이지 않고
무릎을 펴면서, 몸을 들
어 올린다(다섯, 여섯).

Part6 : Crew Dance

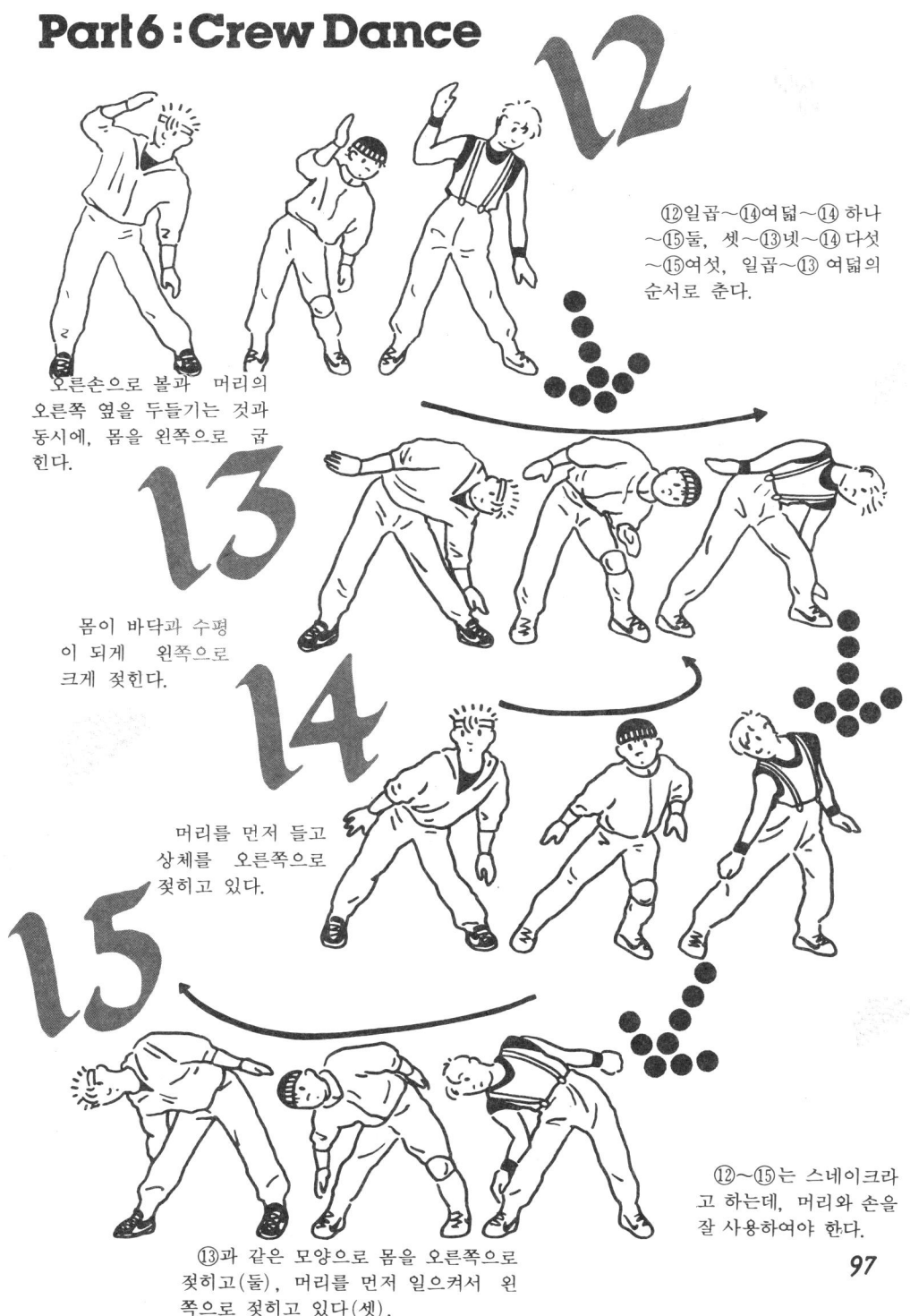

⑫일곱~⑭여덟~⑭ 하나
~⑮둘, 셋~⑬넷~⑭ 다섯
~⑮여섯, 일곱~⑬ 여덟의
순서로 춘다.

오른손으로 볼과 머리의
오른쪽 옆을 두들기는 것과
동시에, 몸을 왼쪽으로 굽
힌다.

몸이 바닥과 수평
이 되게 왼쪽으로
크게 젖힌다.

머리를 먼저 들고
상체를 오른쪽으로
젖히고 있다.

⑬과 같은 모양으로 몸을 오른쪽으로
젖히고(둘), 머리를 먼저 일으켜서 왼
쪽으로 젖히고 있다(셋).

⑫~⑮는 스네이크라
고 하는데, 머리와 손을
잘 사용하여야 한다.

97

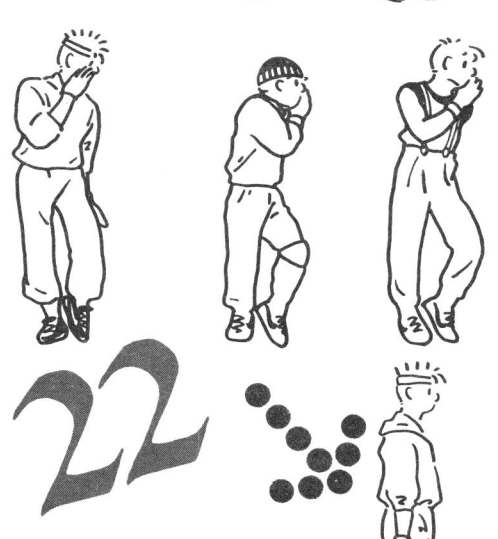

16

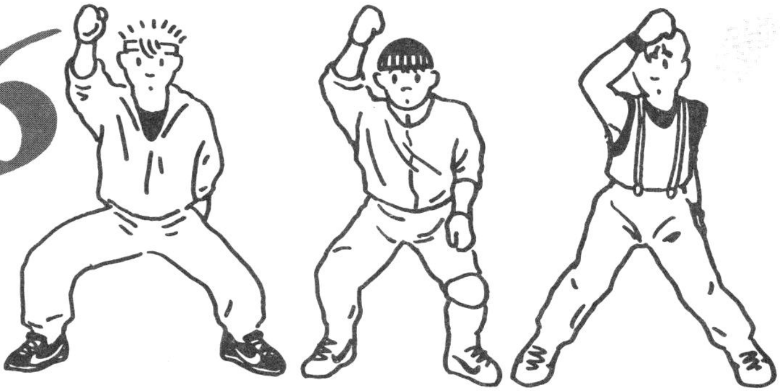

17

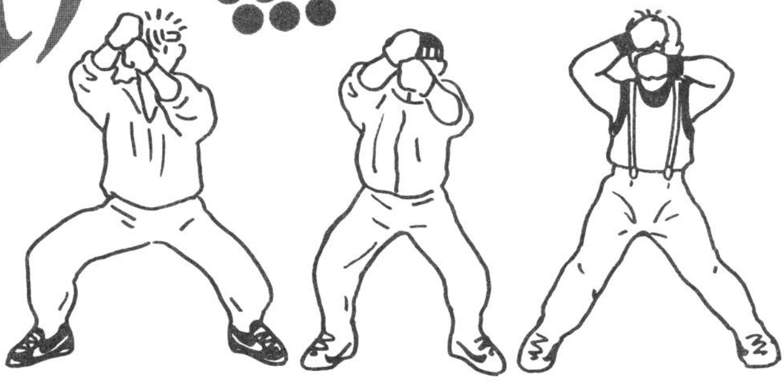

양쪽 무릎을 구부리고, 오른손으로 머리 위의 로프를 잡는듯이 한다(하나).

왼손도 같은 모양으로 하여, 오른손 아래에 놓는다(둘). 양손으로 로프를 끌어 당기듯이 몸을 약간 위로 올린다(셋~넷).

왼쪽 무릎을 왼쪽 바깥쪽으로 돌리며, 몸도 왼쪽으로 향하여 돌리기 시작한다(셋).

왼쪽 발에 체중을 실어둔 채로 오른쪽 무릎을 왼쪽 바깥으로 돌리고, 몸을 왼쪽으로 90도 회전시킨다(넷).

22

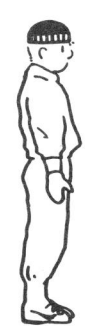
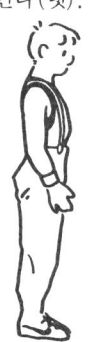

23

Part 6 : Crew Dance

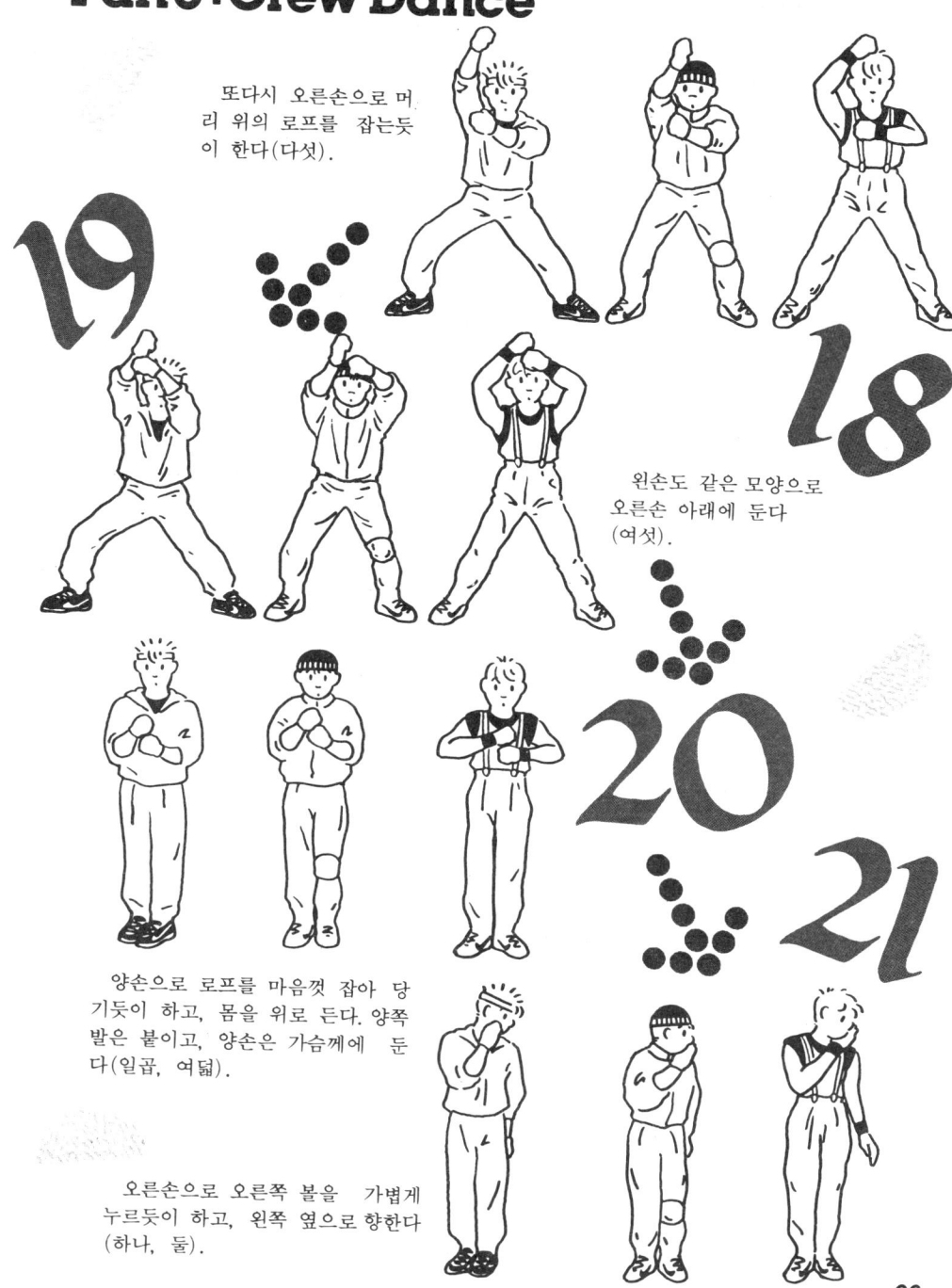

또다시 오른손으로 머리 위의 로프를 잡는듯이 한다(다섯).

왼손도 같은 모양으로 오른손 아래에 둔다 (여섯).

양손으로 로프를 마음껏 잡아 당기듯이 하고, 몸을 위로 든다. 양쪽 발은 붙이고, 양손은 가슴께에 둔다(일곱, 여덟).

오른손으로 오른쪽 볼을 가볍게 누르듯이 하고, 왼쪽 옆으로 향한다 (하나, 둘).

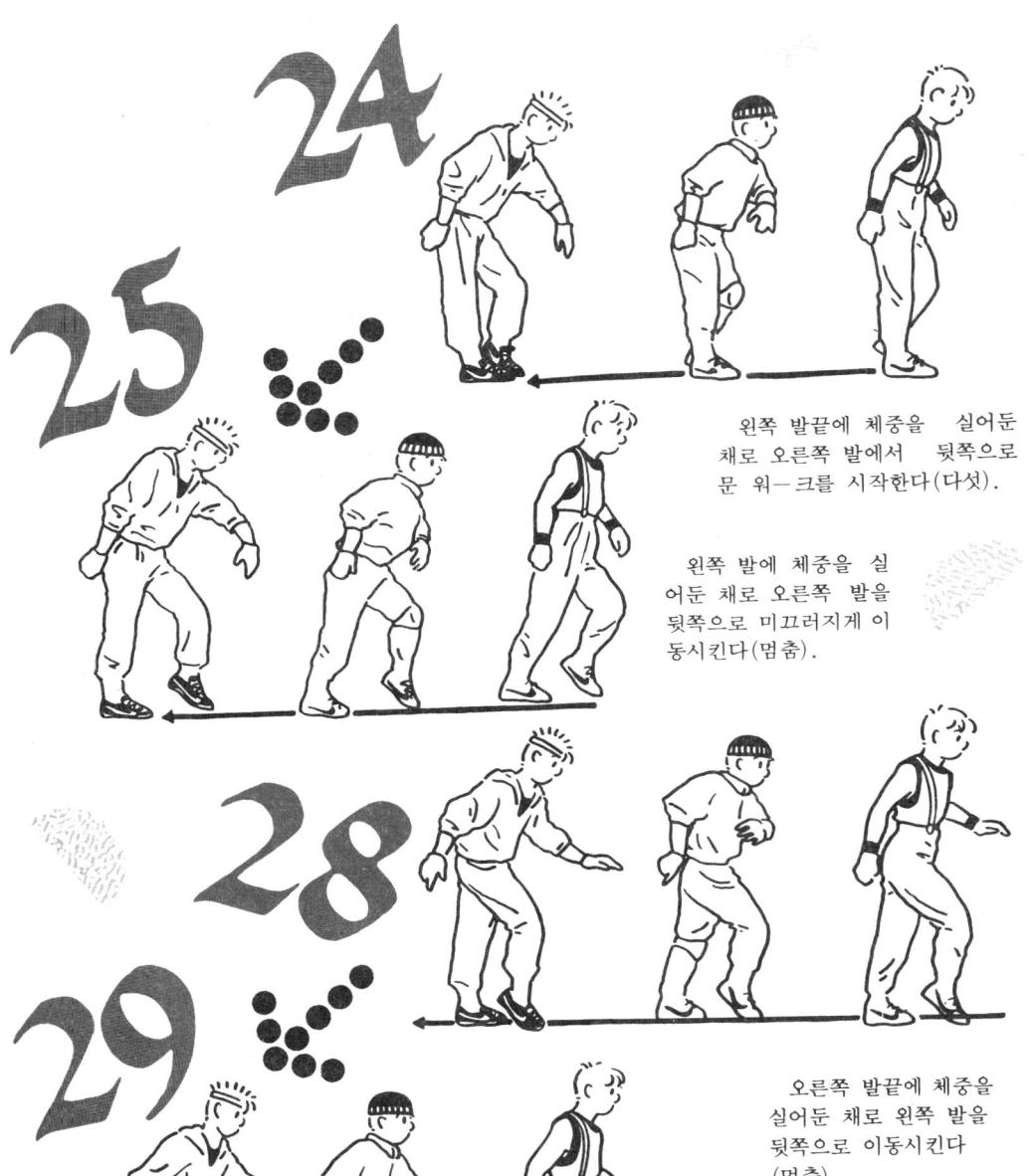

왼쪽 발끝에 체중을 실어둔
채로 오른쪽 발에서 뒷쪽으로
문 워—크를 시작한다(다섯).

왼쪽 발에 체중을 실
어둔 채로 오른쪽 발을
뒷쪽으로 미끄러지게 이
동시킨다(멈춤).

오른쪽 발끝에 체중을
실어둔 채로 왼쪽 발을
뒷쪽으로 이동시킨다
(멈춤).

이동한 뒤의 왼쪽 발
끝에 체중을 싣고, 재빨
리 오른쪽 무릎을 곧게
편다(일곱).

Part 6 : Crew Dance

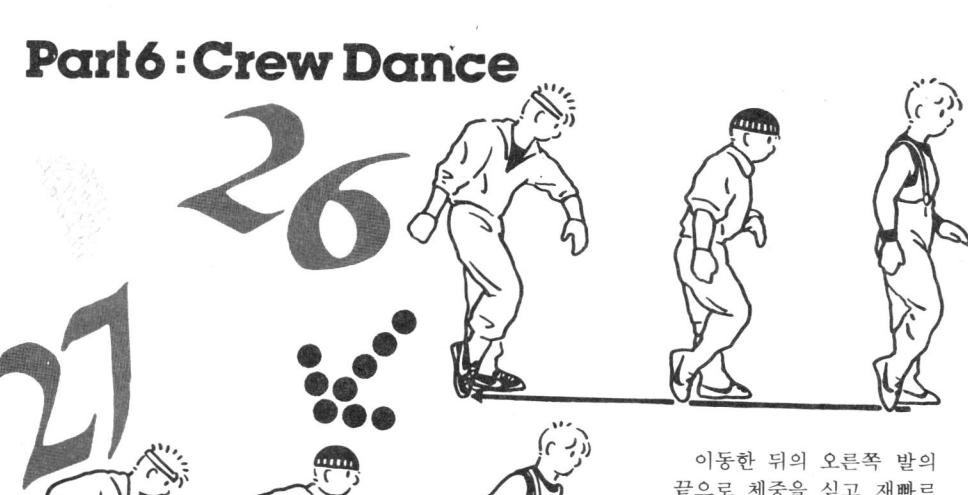

이동한 뒤의 오른쪽 발의
끝으로 체중을 싣고, 재빠르
게 왼쪽 발의 무릎을 곧게
편다(여섯).

오른쪽 발끝으로 체중을
싣고, 왼쪽 발을 뒷쪽으로
미끄러지게 한다(멈춤).

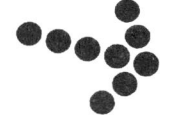

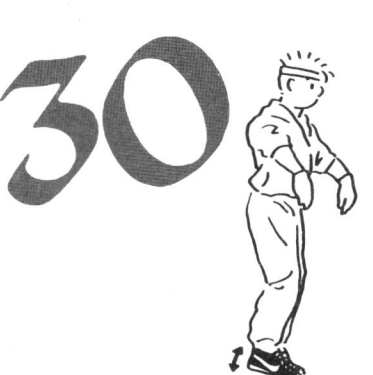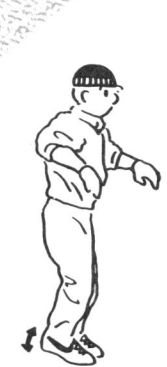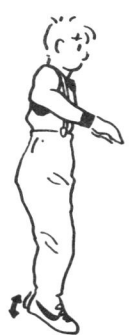

(여덟)은, ㉖~㉘과 같은 모양으로 한다.
뒤로 4걸음 문 워-크를 하고, 마지막으로
왼쪽 발을 오른쪽 발에 붙임과 함께 작게
뛴다(하나~둘).

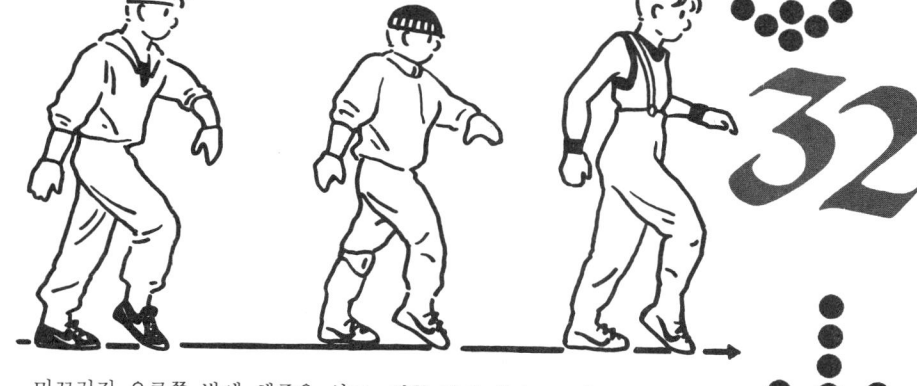

31

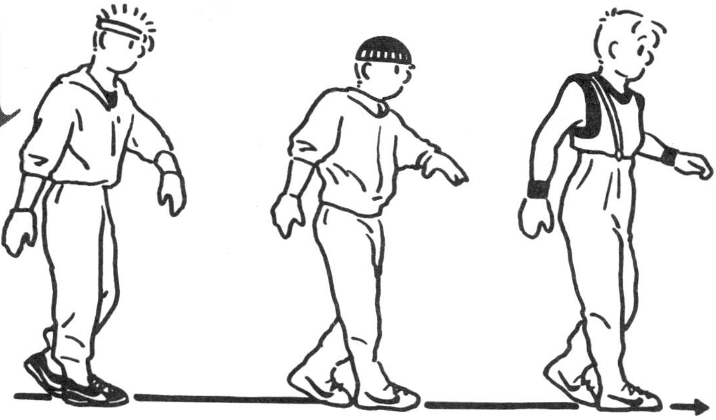

왼쪽 발에 체중을 실어 두고, 오른쪽 발을 앞으로 미끄러지게 한다(멈춤).

32

미끄러진 오른쪽 발에 체중을 싣고, 왼쪽 발을 앞으로 미끄러지게 한다. (셋)

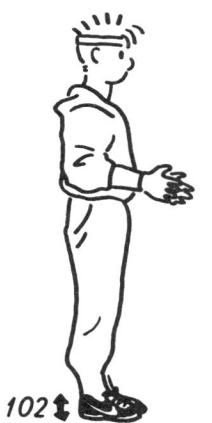 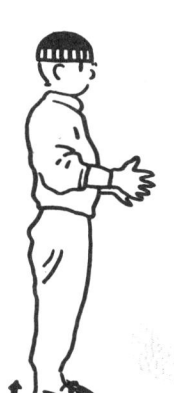 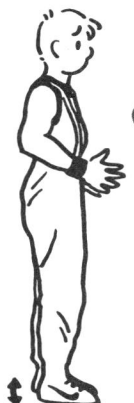

33

앞쪽으로 미끄러져 나아가기를 4걸음 한다(셋~여섯). 마지막 왼쪽 발을 전진하여 미끄러지게 하여 오른쪽 발에 붙임과 함께 작게 뛴다(일곱~여덟).

Part6 : Crew Dance

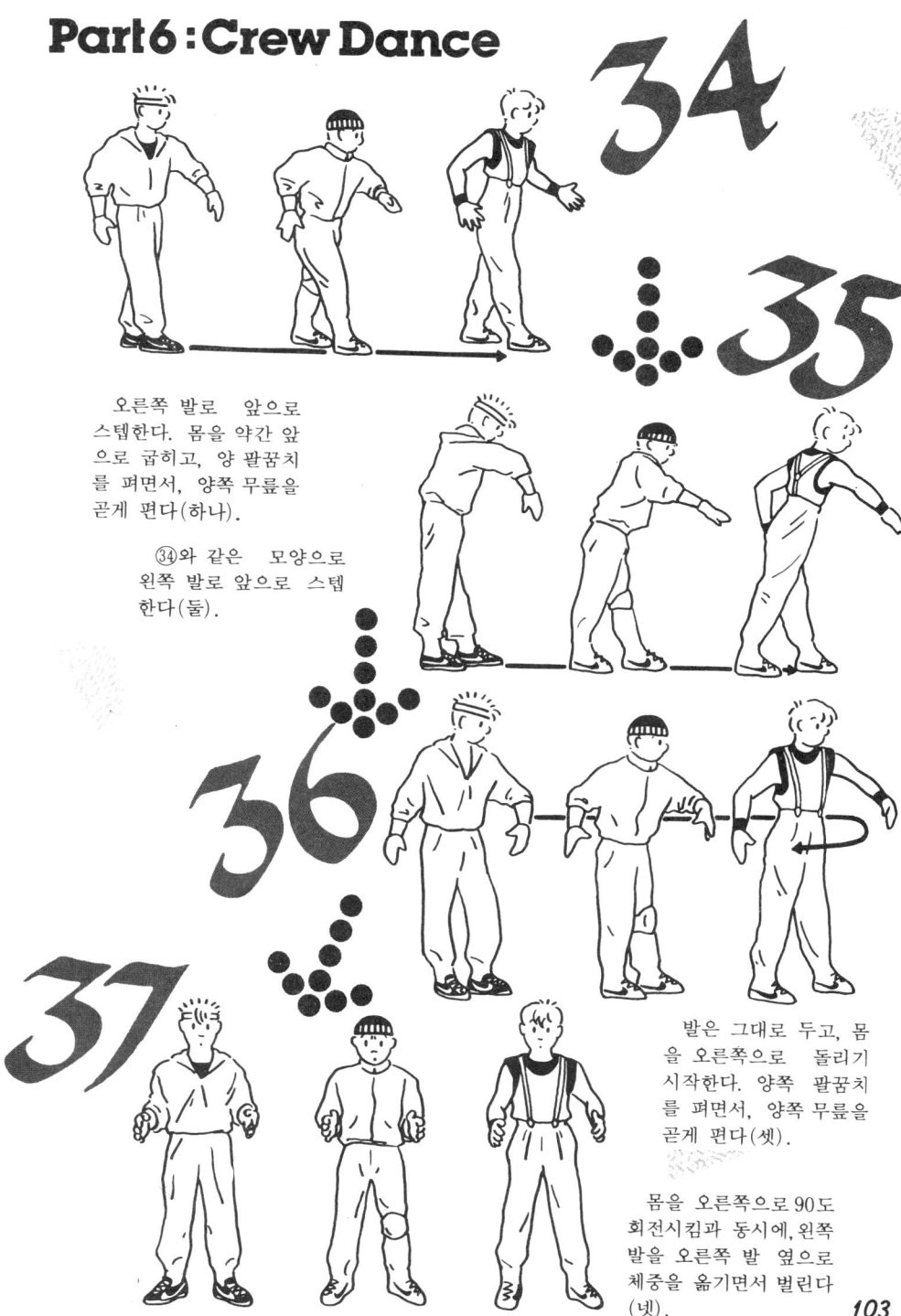

오른쪽 발로 앞으로 스텝한다. 몸을 약간 앞으로 굽히고, 양 팔꿈치를 펴면서, 양쪽 무릎을 곧게 편다 (하나).

㉞와 같은 모양으로 왼쪽 발로 앞으로 스텝한다 (둘).

발은 그대로 두고, 몸을 오른쪽으로 돌리기 시작한다. 양쪽 팔꿈치를 펴면서, 양쪽 무릎을 곧게 편다 (셋).

몸을 오른쪽으로 90도 회전시킴과 동시에, 왼쪽 발을 오른쪽 발 옆으로 체중을 옮기면서 벌린다 (넷).

103

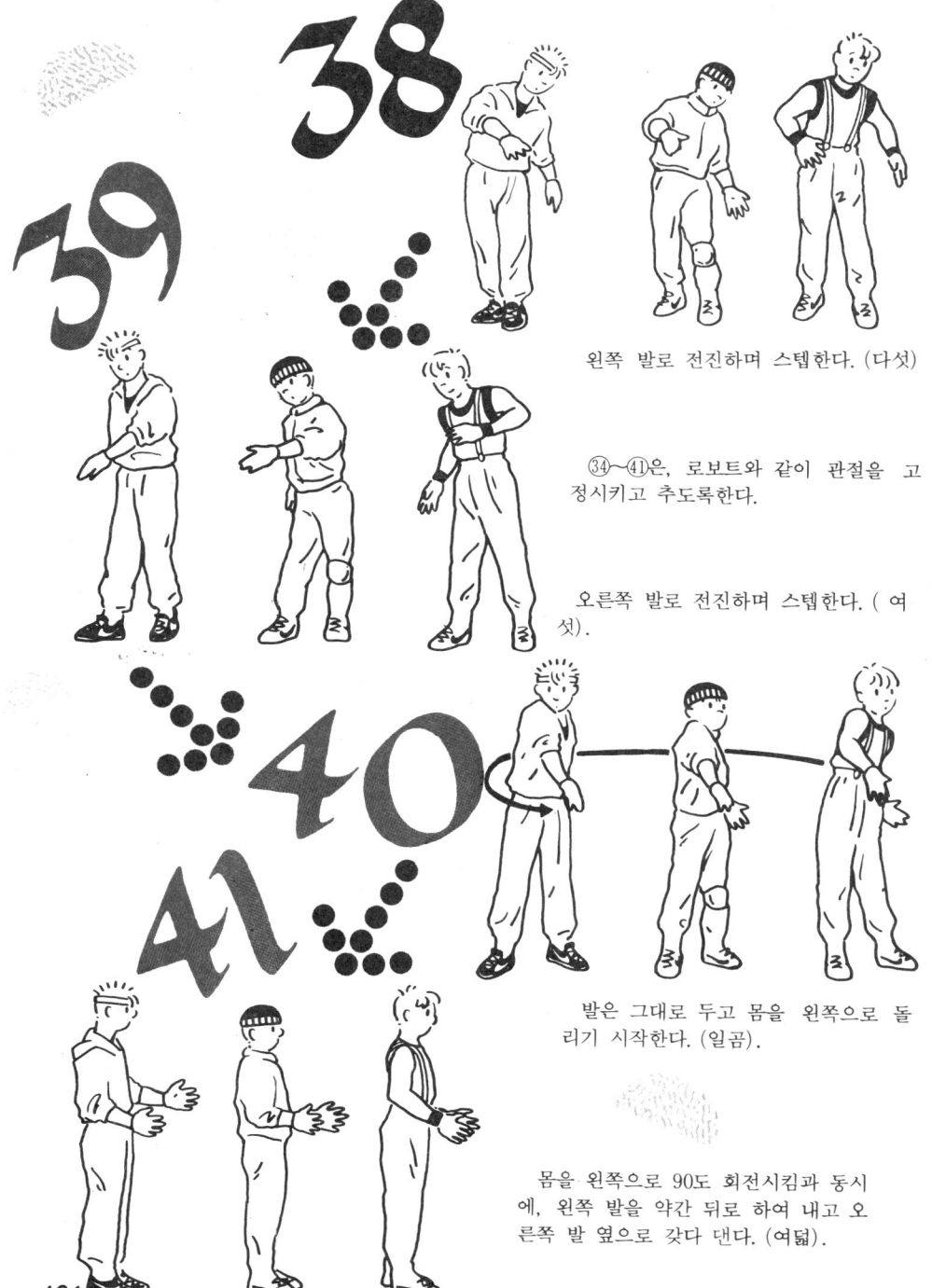

왼쪽 발로 전진하며 스텝한다. (다섯)

㉞~㊶은, 로보트와 같이 관절을 고정시키고 추도록 한다.

오른쪽 발로 전진하며 스텝한다. (여섯).

발은 그대로 두고 몸을 왼쪽으로 돌리기 시작한다. (일곱).

몸을 왼쪽으로 90도 회전시킴과 동시에, 왼쪽 발을 약간 뒤로 하여 내고 오른쪽 발 옆으로 갖다 댄다. (여덟).

Part6 : Crew Dance

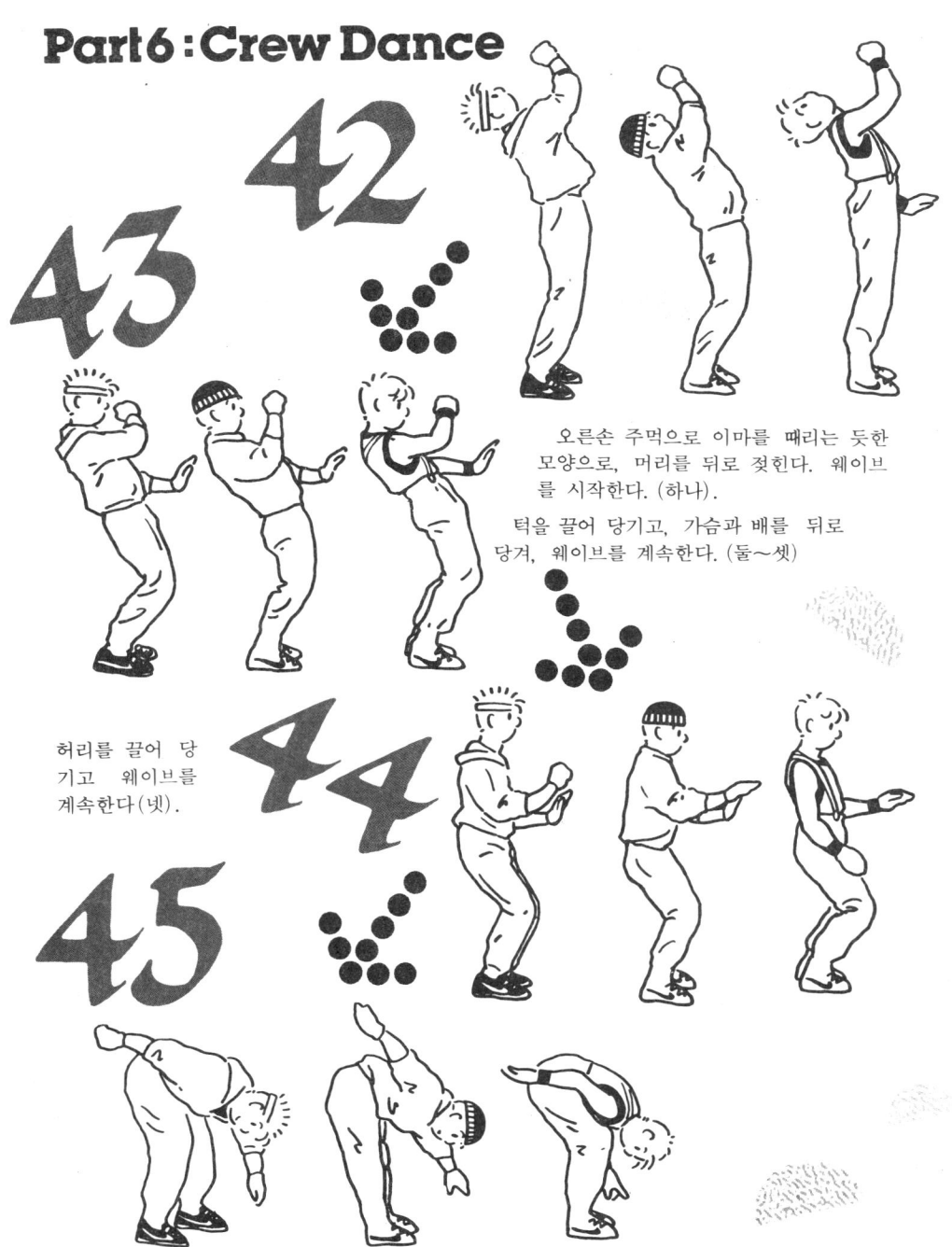

오른손 주먹으로 이마를 때리는 듯한
모양으로, 머리를 뒤로 젖힌다. 웨이브
를 시작한다. (하나).

턱을 끌어 당기고, 가슴과 배를 뒤로
당겨, 웨이브를 계속한다. (둘~셋)

허리를 끌어 당
기고 웨이브를
계속한다(넷).

상체를 앞으로 크게 숙인다. (다섯).

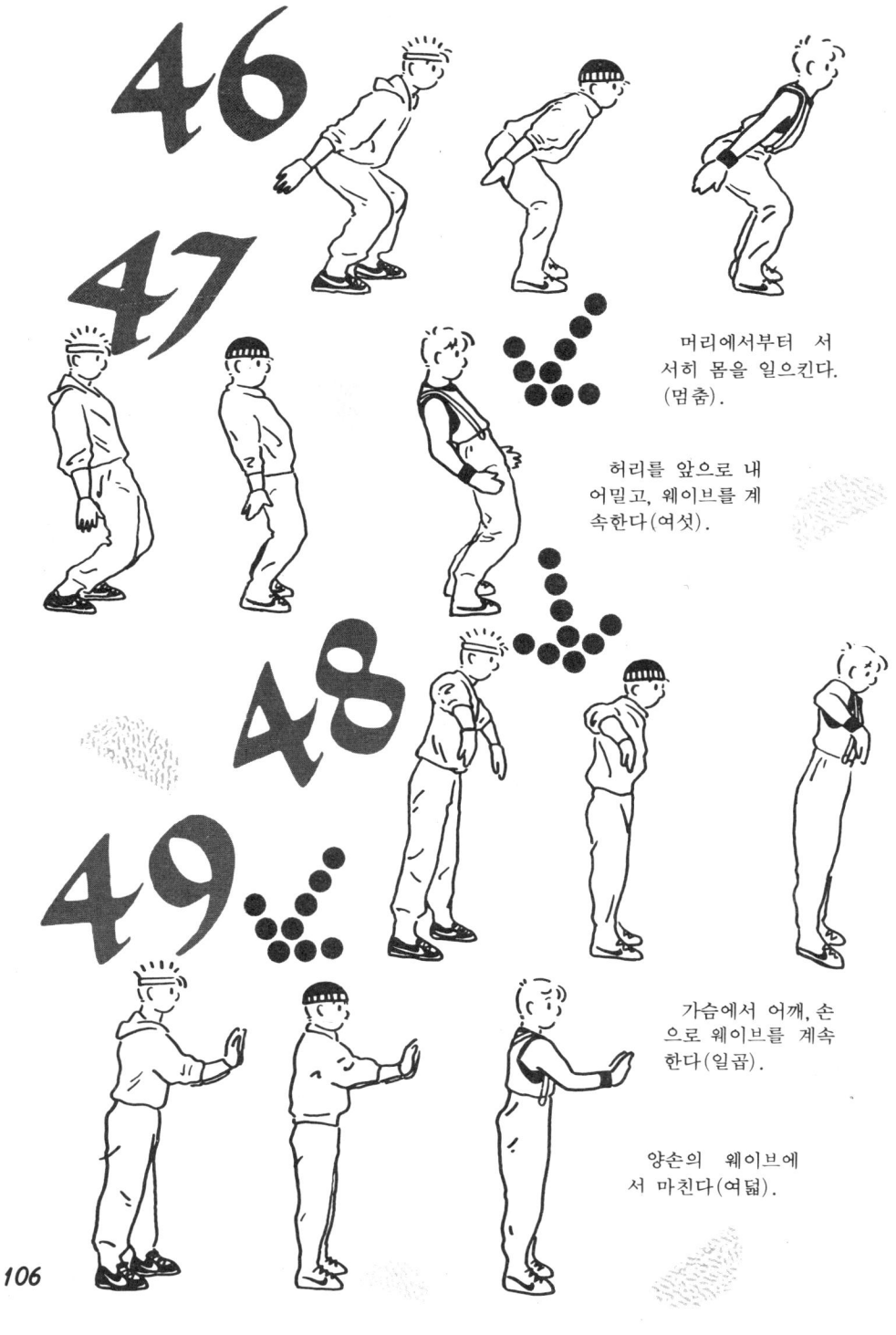

머리에서부터 서
서히 몸을 일으킨다.
(멈춤).

허리를 앞으로 내
어밀고, 웨이브를 계
속한다(여섯).

가슴에서 어깨, 손
으로 웨이브를 계속
한다(일곱).

양손의 웨이브에
서 마친다(여덟).

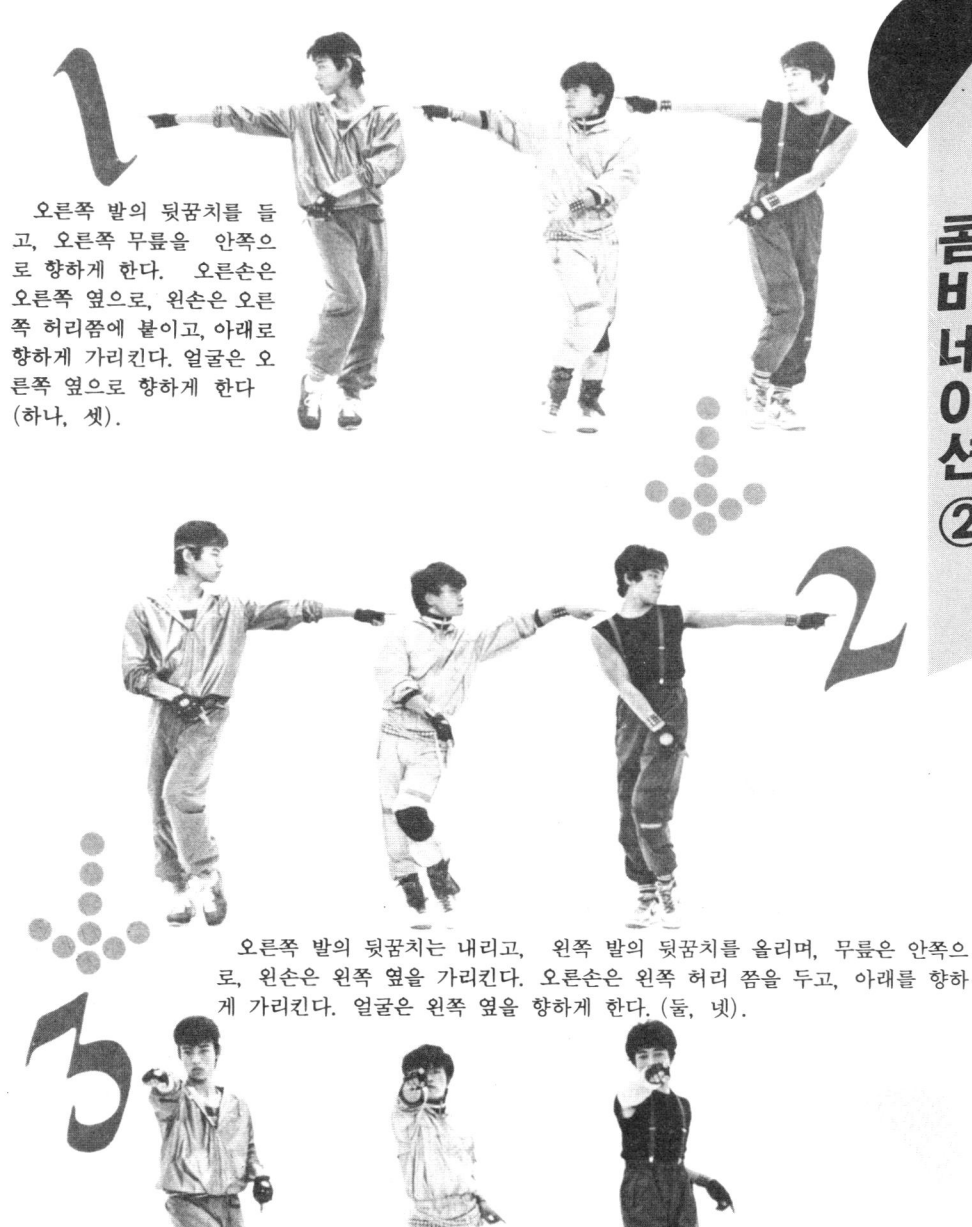

오른쪽 발의 뒷꿈치를 들고, 오른쪽 무릎을 안쪽으로 향하게 한다. 오른손은 오른쪽 옆으로, 왼손은 오른쪽 허리쯤에 붙이고, 아래로 향하게 가리킨다. 얼굴은 오른쪽 옆으로 향하게 한다 (하나, 셋).

오른쪽 발의 뒷꿈치는 내리고, 왼쪽 발의 뒷꿈치를 올리며, 무릎은 안쪽으로, 왼손은 왼쪽 옆을 가리킨다. 오른손은 왼쪽 허리 쯤을 두고, 아래를 향하게 가리킨다. 얼굴은 왼쪽 옆을 향하게 한다. (둘, 넷).

다시 오른쪽 발의 뒷꿈치를 들고, 정면을 향하여 오른손으로 가리킨다 (다섯).

107

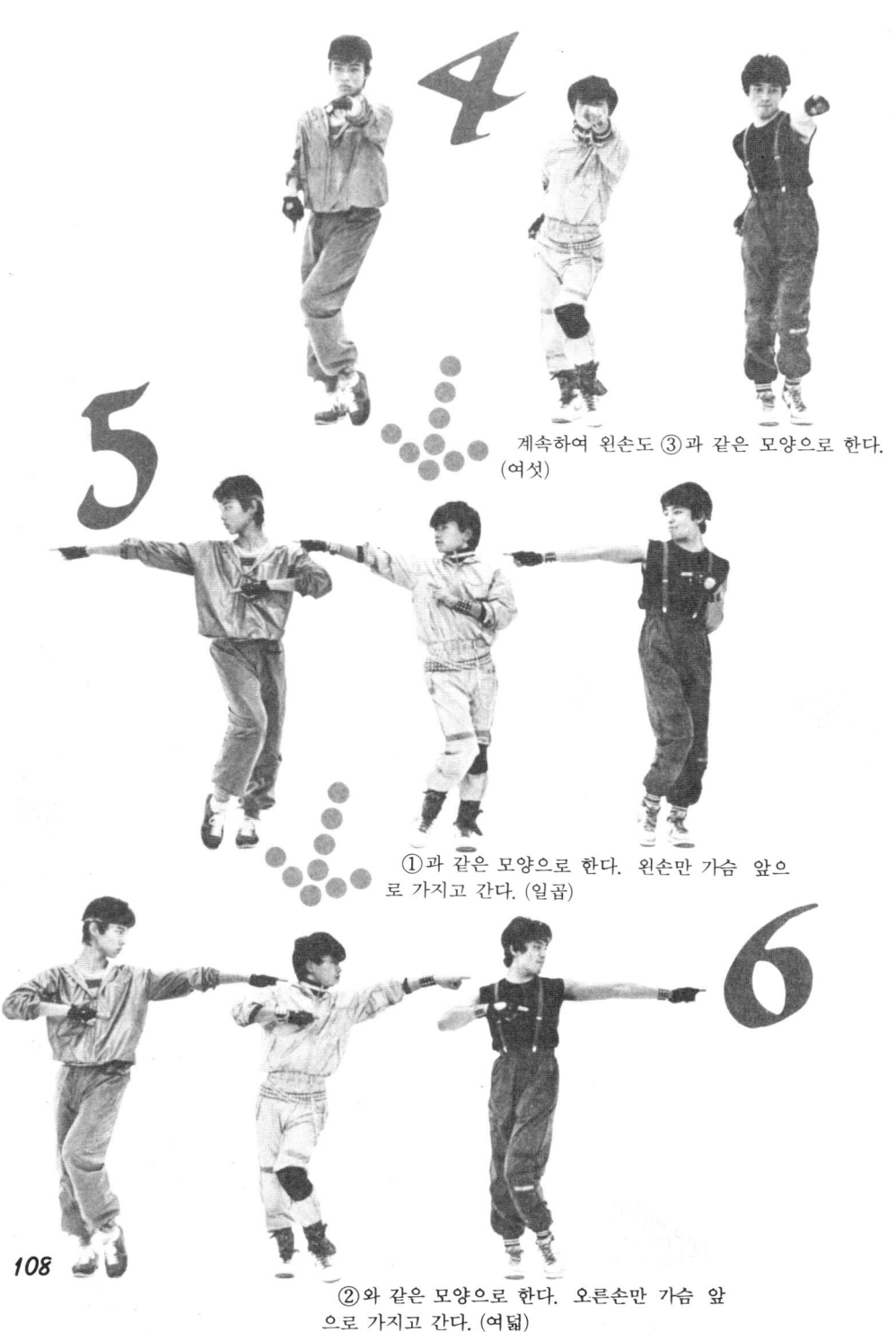

계속하여 왼손도 ③과 같은 모양으로 한다.
(여섯)

①과 같은 모양으로 한다. 왼손만 가슴 앞으
로 가지고 간다. (일곱)

②와 같은 모양으로 한다. 오른손만 가슴 앞
으로 가지고 간다. (여덟)

Part6 : Crew Dance

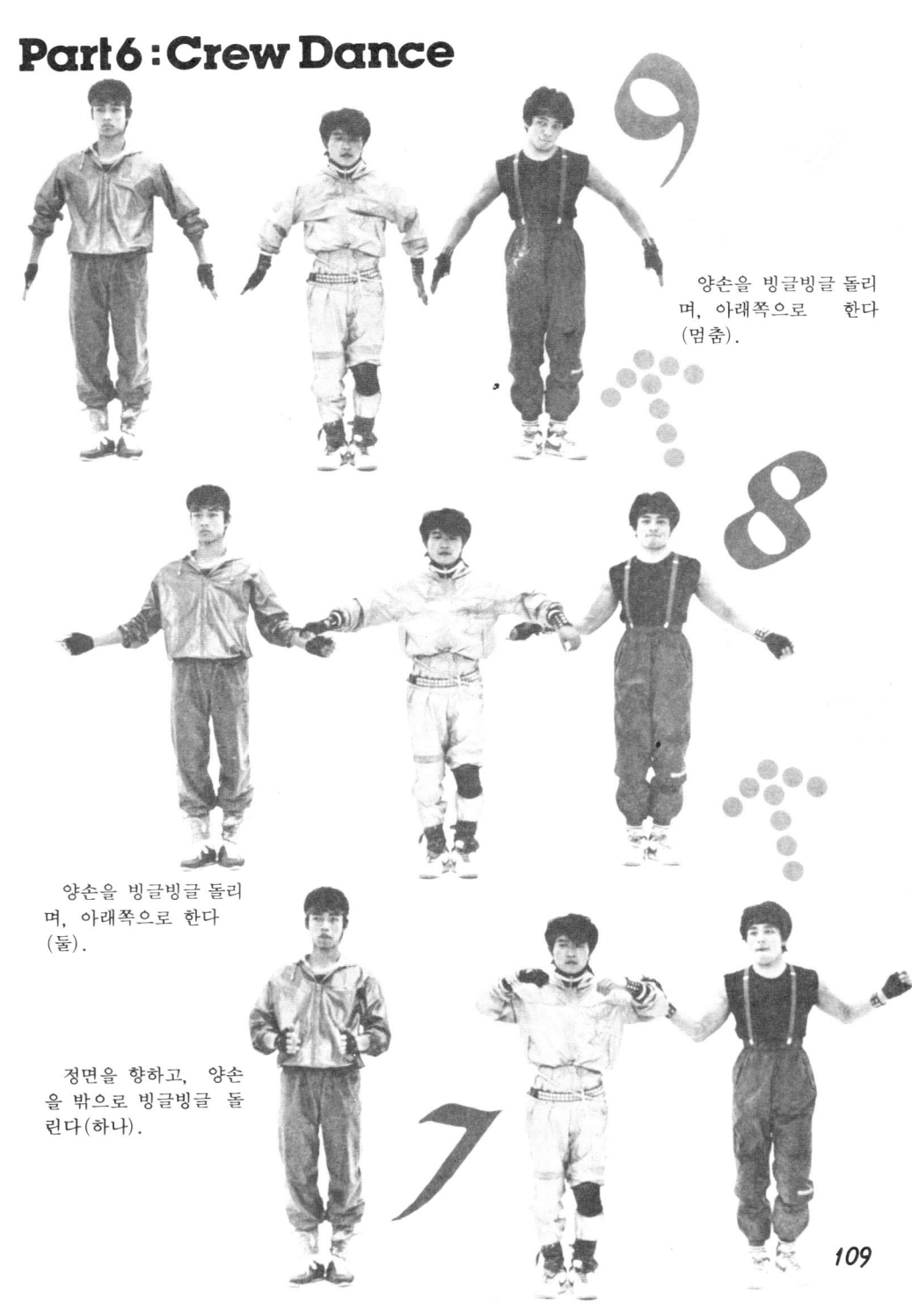

양손을 빙글빙글 돌리
며, 아래쪽으로   한다
(멈춤).

양손을 빙글빙글 돌리
며, 아래쪽으로 한다
(둘).

정면을 향하고, 양손
을 밖으로 빙글빙글 돌
린다(하나).

10

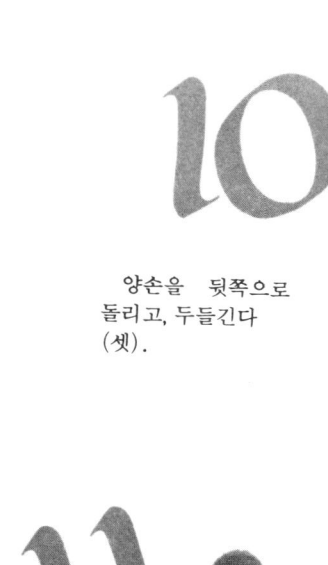

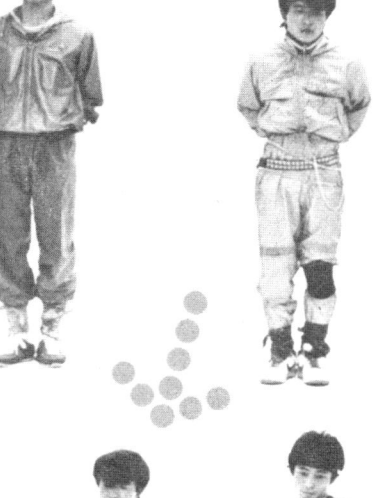

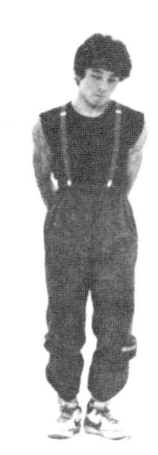

양손을 뒷쪽으로
돌리고, 두들긴다
(셋).

11

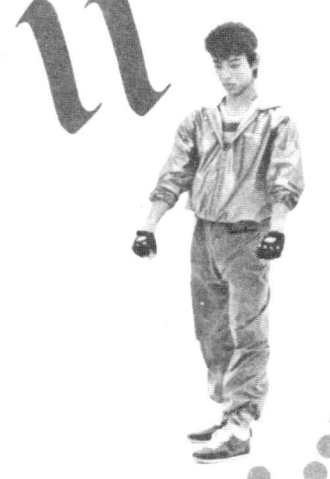

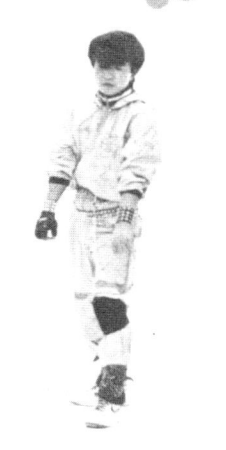

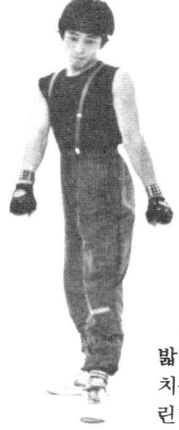

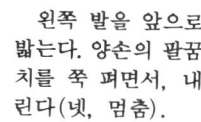

왼쪽 발을 앞으로
밟는다. 양손의 팔꿈
치를 쭉 펴면서, 내
린다(넷, 멈춤).

12

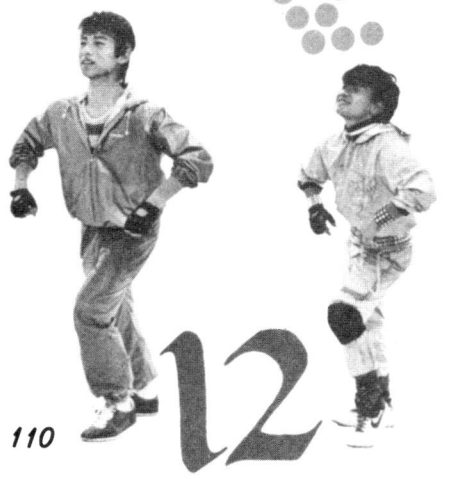

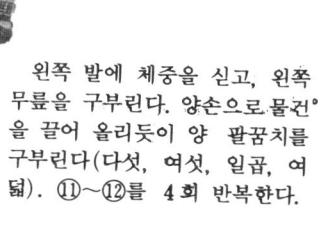

왼쪽 발에 체중을 싣고, 왼쪽
무릎을 구부린다. 양손으로 물건°
을 끌어 올리듯이 양 팔꿈치를
구부린다(다섯, 여섯, 일곱, 여
덟). ⑪~⑫를 4 회 반복한다.

Part 6 : Crew Dance

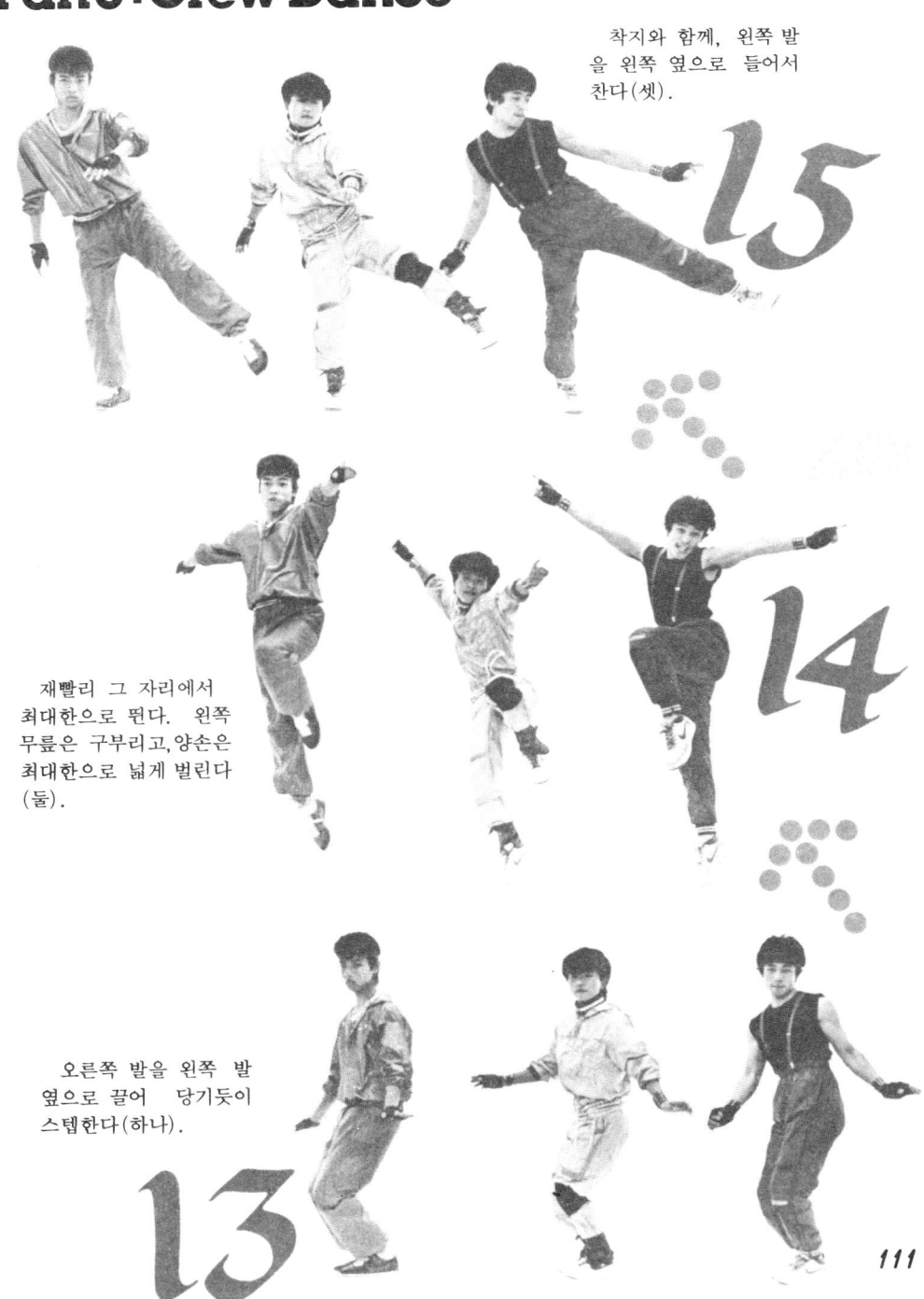

착지와 함께, 왼쪽 발
을 왼쪽 옆으로 들어서
찬다(셋).

15

재빨리 그 자리에서
최대한으로 뛴다. 왼쪽
무릎은 구부리고, 양손은
최대한으로 넓게 벌린다
(둘).

14

오른쪽 발을 왼쪽 발
옆으로 끌어 당기듯이
스텝한다(하나).

13

111

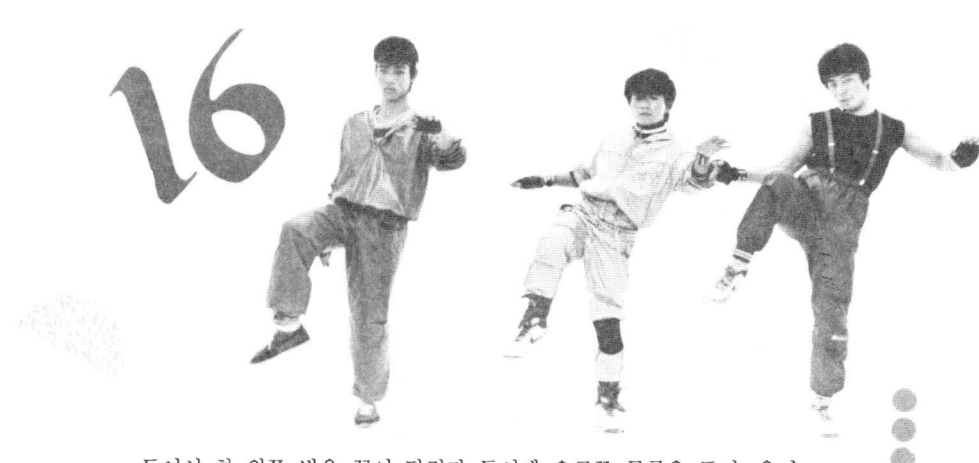

들어서 찬 왼쪽 발을 끌어 당김과 동시에 오른쪽 무릎을 들어 올려
밖에서부터 안으로 크게 회전시킨다. (넷, 여섯)

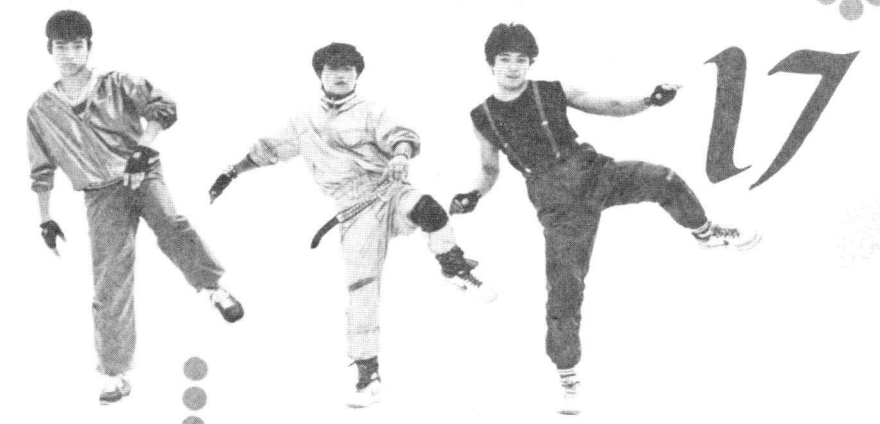

오른쪽 무릎을 돌리면서 착지함과 동
시에 작게 뛰고, 왼쪽 발을 왼쪽 옆
으로 들어서 찰 듯 한다. (멈춤).

왼쪽 발을 왼쪽 옆으
로 들어서 찬다 (다섯,
여섯).

Part6 : Crew Dance

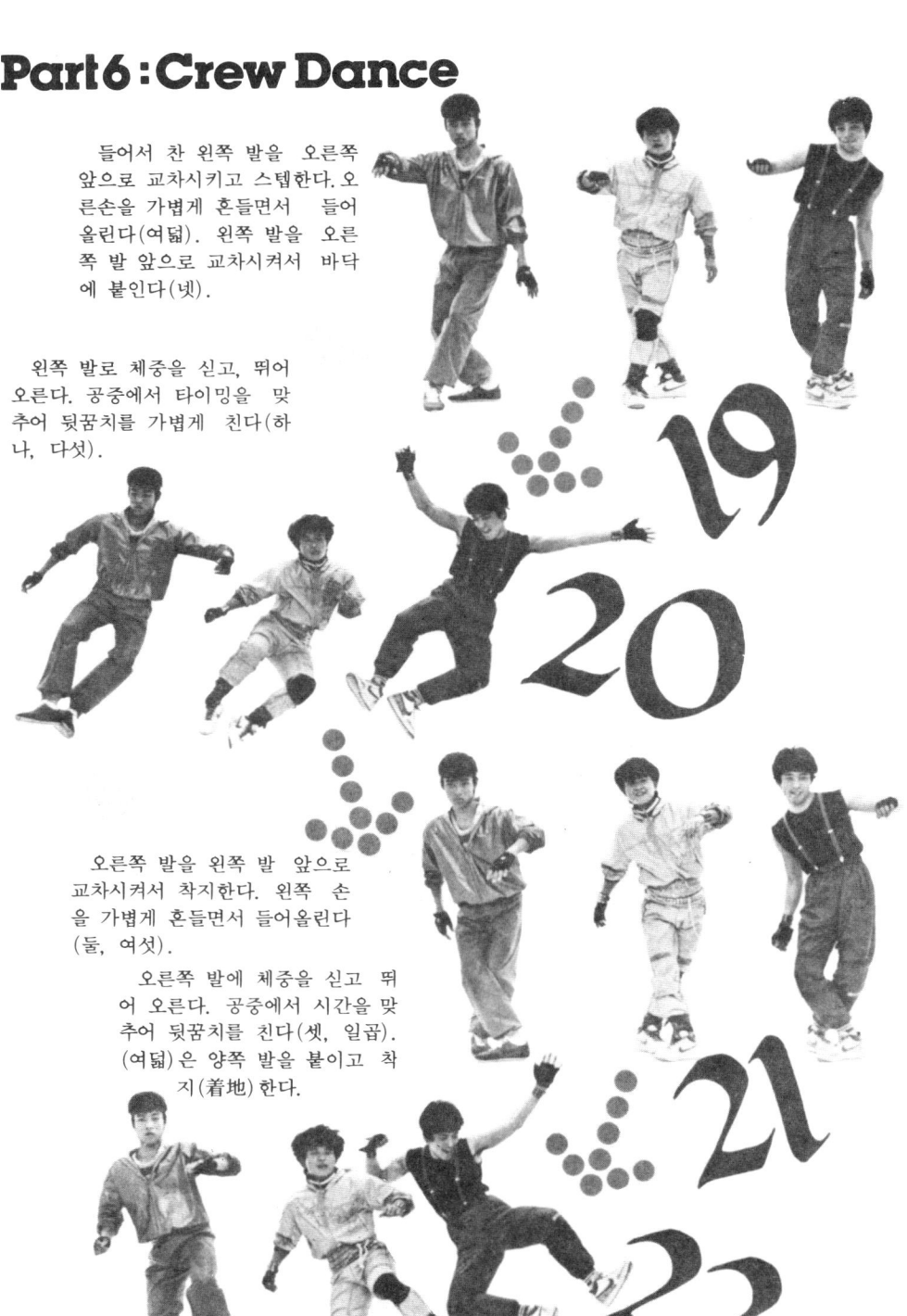

들어서 찬 왼쪽 발을 오른쪽 앞으로 교차시키고 스텝한다. 오른손을 가볍게 흔들면서 들어 올린다(여덟). 왼쪽 발을 오른쪽 발 앞으로 교차시켜서 바닥에 붙인다(넷).

왼쪽 발로 체중을 싣고, 뛰어 오른다. 공중에서 타이밍을 맞추어 뒷꿈치를 가볍게 친다(하나, 다섯).

오른쪽 발을 왼쪽 발 앞으로 교차시켜서 착지한다. 왼쪽 손을 가볍게 흔들면서 들어올린다(둘, 여섯).

오른쪽 발에 체중을 싣고 뛰어 오른다. 공중에서 시간을 맞추어 뒷꿈치를 친다(셋, 일곱). (여덟)은 양쪽 발을 붙이고 착지(着地)한다.

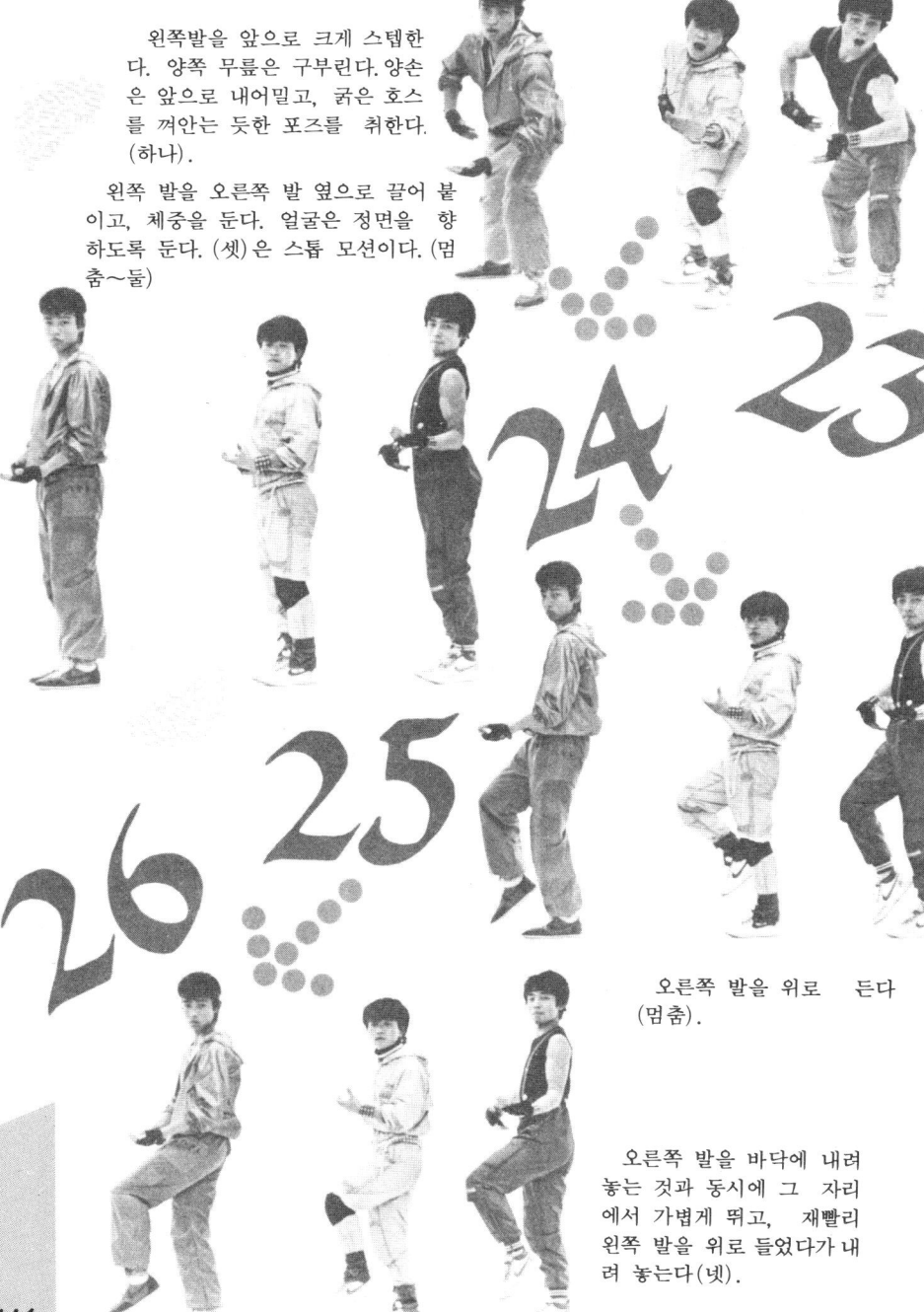

왼쪽발을 앞으로 크게 스텝한
다. 양쪽 무릎은 구부린다. 양손
은 앞으로 내어밀고, 굵은 호스
를 껴안는 듯한 포즈를 취한다.
(하나).

왼쪽 발을 오른쪽 발 옆으로 끌어 붙
이고, 체중을 둔다. 얼굴은 정면을 향
하도록 둔다. (셋)은 스톱 모션이다. (멈
춤~둘)

오른쪽 발을 위로   든다
(멈춤).

오른쪽 발을 바닥에 내려
놓는 것과 동시에 그 자리
에서 가볍게 뛰고, 재빨리
왼쪽 발을 위로 들었다가 내
려 놓는다(넷).

Part6 : Crew Dance

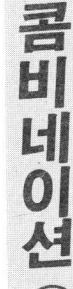

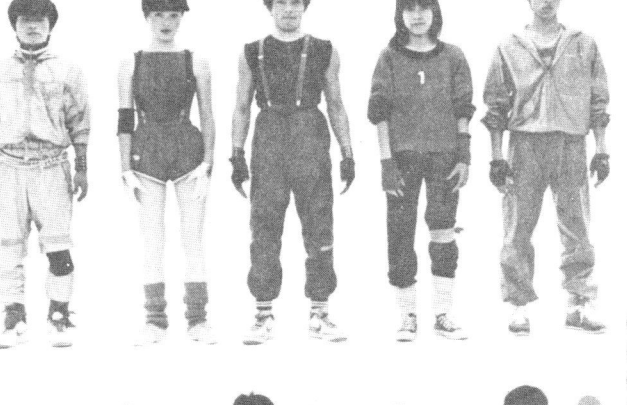

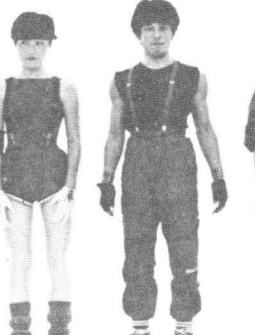

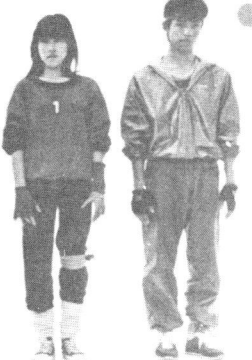

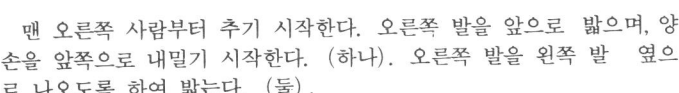

맨 오른쪽 사람부터 추기 시작한다. 오른쪽 발을 앞으로 밟으며, 양손을 앞쪽으로 내밀기 시작한다. (하나). 오른쪽 발을 왼쪽 발 옆으로 나오도록 하여 밟는다. (둘).

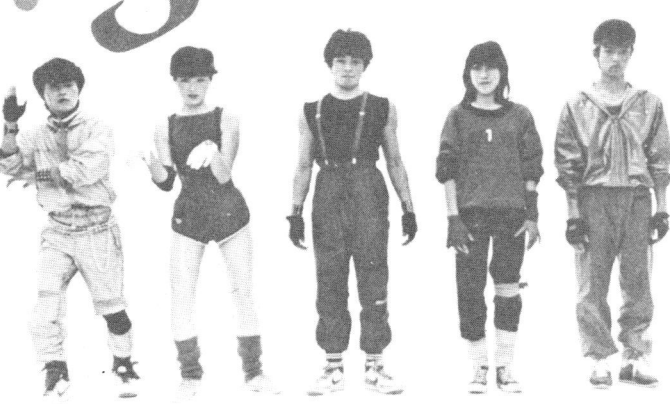

맨 오른쪽에 있는 사람은, 오른쪽 발을 앞으로 밟는다(스텝). 양손을 바꾸어 춘다. 동시에 오른쪽으로부터 두 번째 사람은 오른쪽 발을 앞으로 밟는다. 양손을 앞으로 내밀기 시작한다 (셋). 두 사람 모두 오른쪽 발을 왼쪽발 옆으로 당기며 밟는다(넷).

4

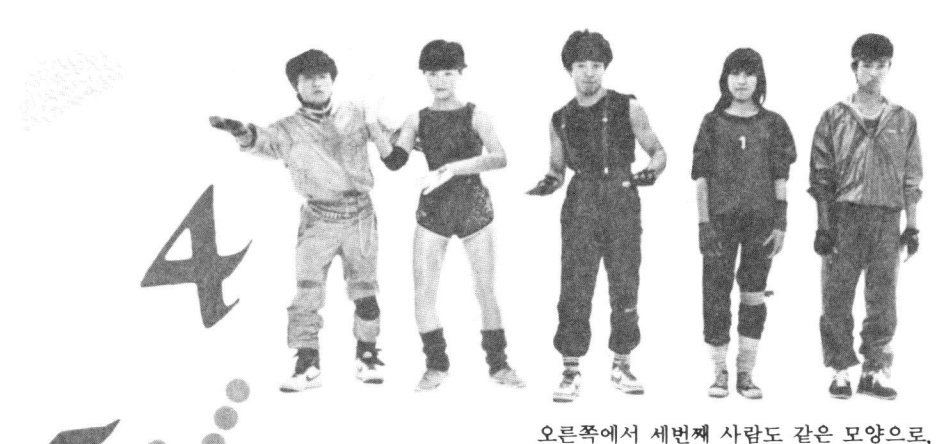

오른쪽에서 세번째 사람도 같은 모양으로, 맨
오른쪽 사람은 양손을 바꾸고 춘다. (다섯~여섯)

5

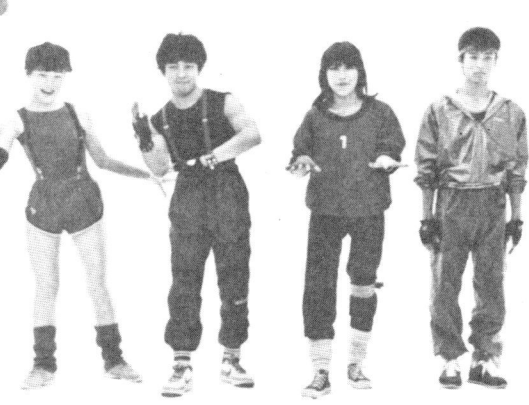

오른쪽에서부터 순서대로 춘다. (일곱, 여덟).

맨 왼쪽의 사람은, ②, ③과 같은 모양으로
춘다. (하나~넷).

6

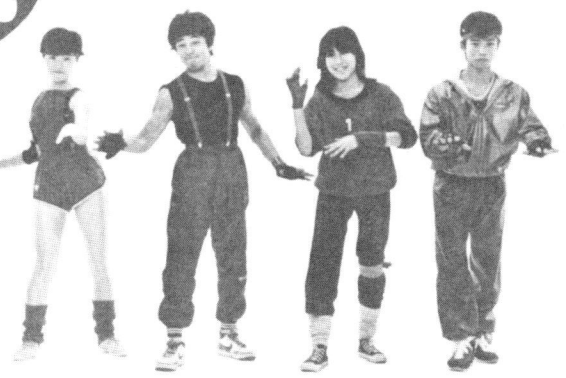

Part6 : Crew Dance

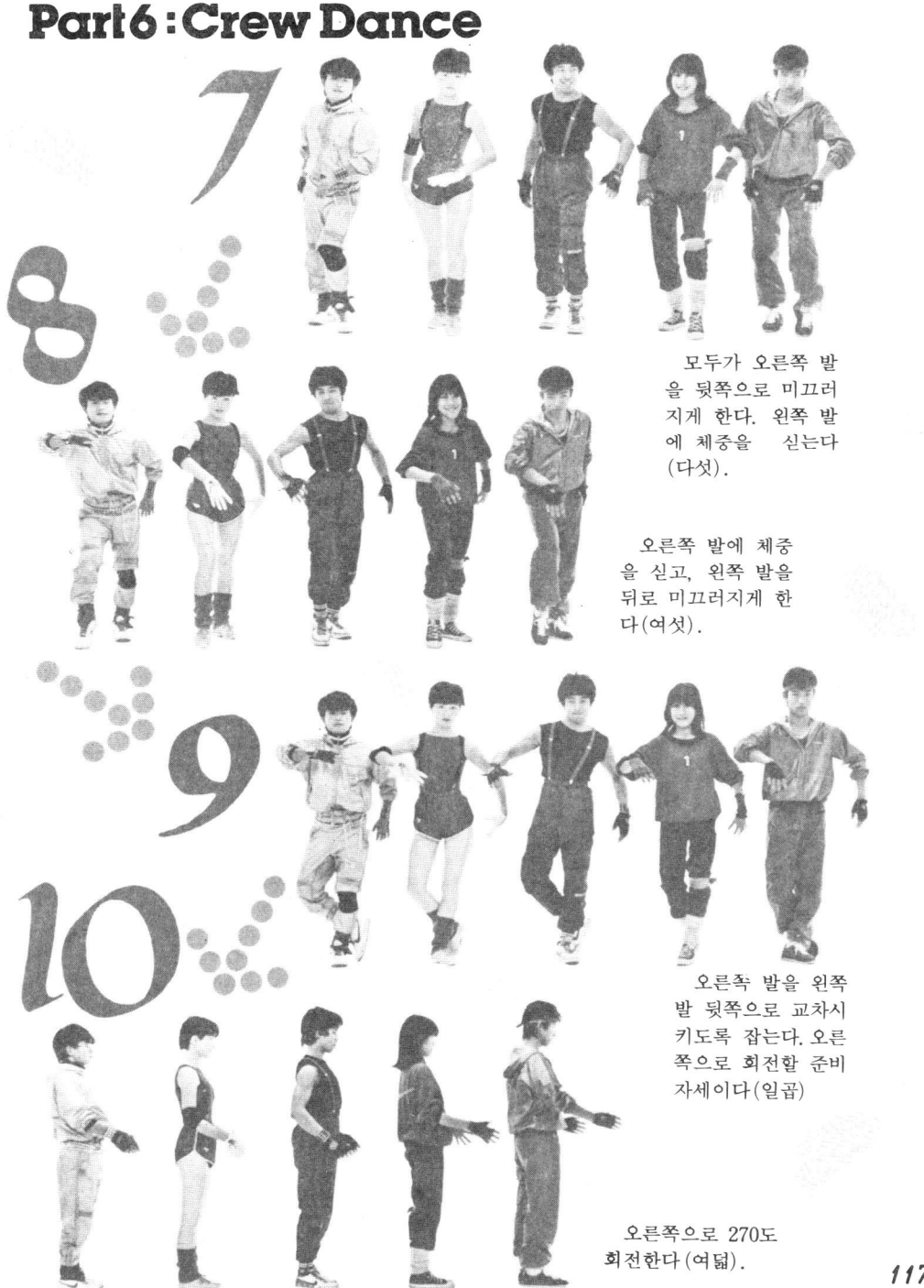

모두가 오른쪽 발
을 뒷쪽으로 미끄러
지게 한다. 왼쪽 발
에 체중을   싣는다
(다섯).

오른쪽 발에 체중
을 싣고, 왼쪽 발을
뒤로 미끄러지게 한
다(여섯).

오른쪽 발을 왼쪽
발 뒷쪽으로 교차시
키도록 잡는다. 오른
쪽으로 회전할 준비
자세이다(일곱)

오른쪽으로 270도
회전한다 (여덟).

117

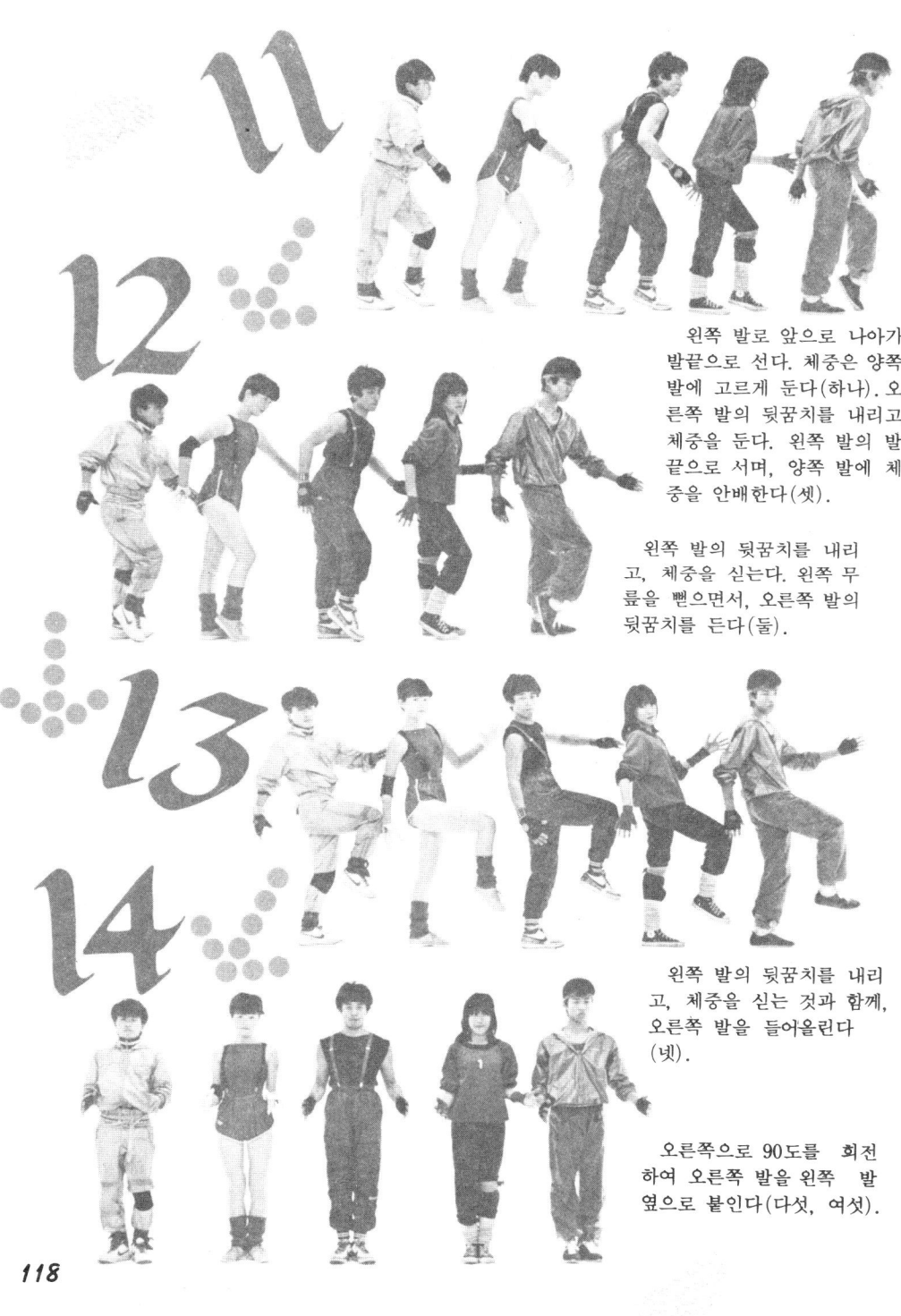

왼쪽 발로 앞으로 나아가
발끝으로 선다. 체중은 양쪽
발에 고르게 둔다(하나). 오
른쪽 발의 뒷꿈치를 내리고,
체중을 둔다. 왼쪽 발의 발
끝으로 서며, 양쪽 발에 체
중을 안배한다(셋).

왼쪽 발의 뒷꿈치를 내리
고, 체중을 싣는다. 왼쪽 무
릎을 뻗으면서, 오른쪽 발의
뒷꿈치를 든다(둘).

왼쪽 발의 뒷꿈치를 내리
고, 체중을 싣는 것과 함께,
오른쪽 발을 들어올린다
(넷).

오른쪽으로 90도를 회전
하여 오른쪽 발을 왼쪽 발
옆으로 붙인다(다섯, 여섯).

Part6 : Crew Dance

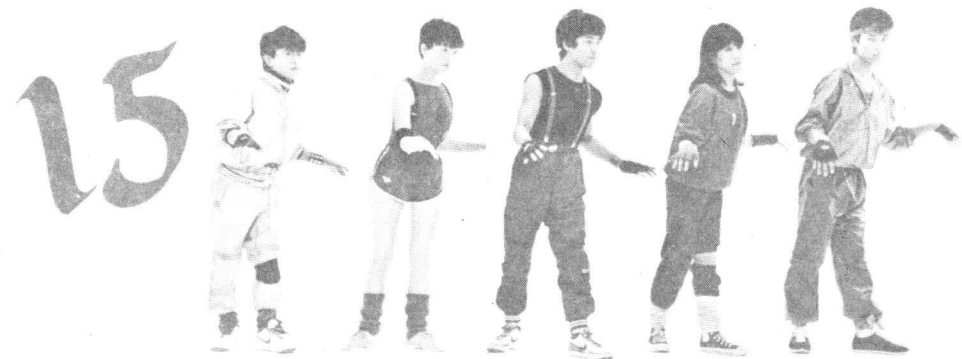

왼쪽 발을 왼쪽 앞으로 비스듬하게 밟는다. 로보트와 같이 양 팔꿈치와 양무릎을
고정시키고 춘다. (일곱)

⑮와 같은 모양으로, 오른쪽 발을 오른쪽 앞으로 비스듬하게 밟는다. (여덟).

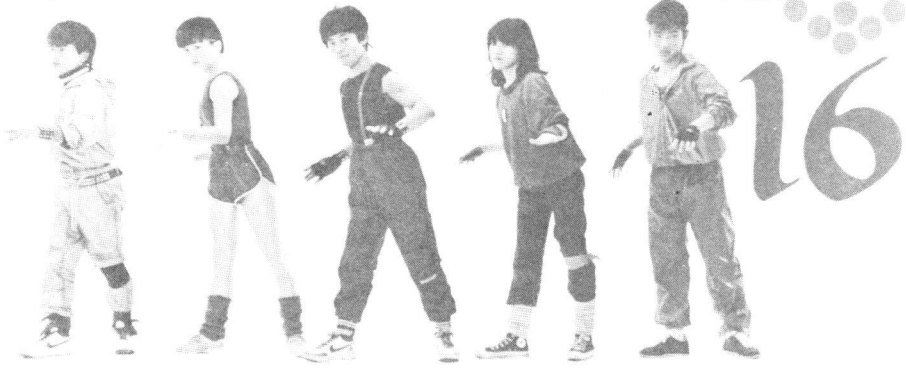

⑯의 포즈 그대로 왼손을 안에서부터 밖으로 돌린다. (하나).

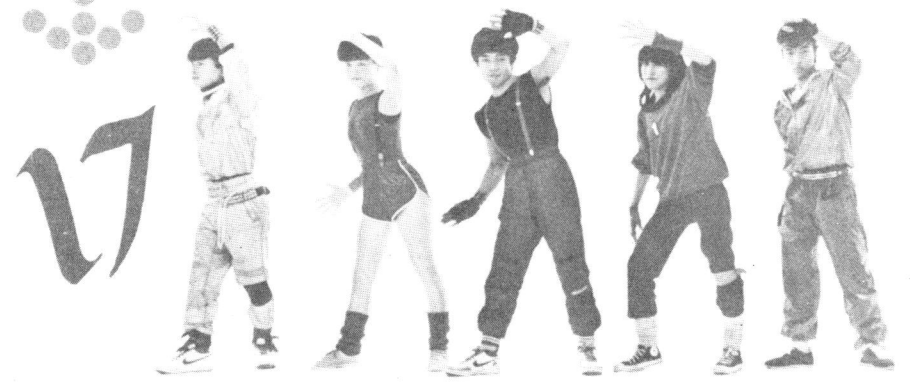

18

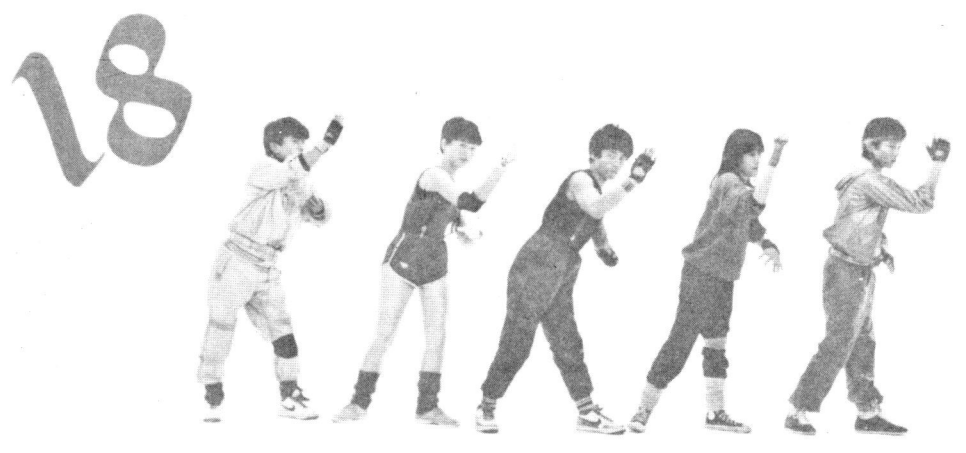

발은 그대로 둔다. 몸을 왼쪽으로 130도 회전함과 동시에, 오른손을 밖에서 안으로 돌린다. (둘).

19

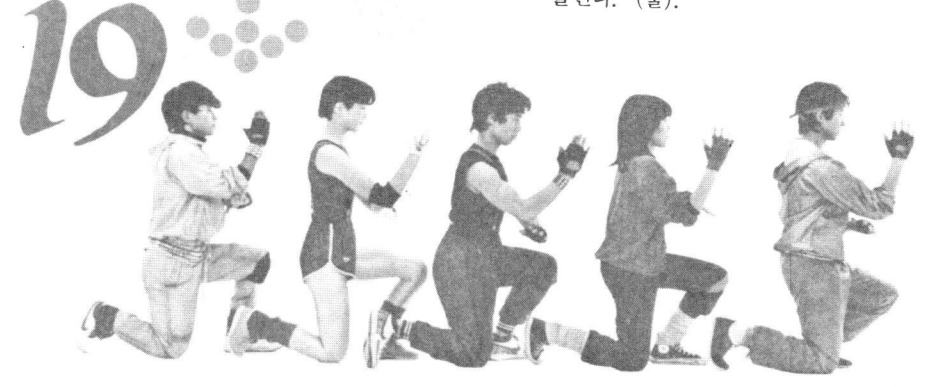

양손은 그대로 둔다. 왼쪽 발을 세우고, 오른쪽 무릎을 바닥에 붙인다. (셋, 넷).

20

맨 왼쪽 사람으로부터 차례로 손을 빙글빙글 돌리며, 왼쪽 무릎과 오른쪽 무릎의 순서로 니-턴한다. (다섯)

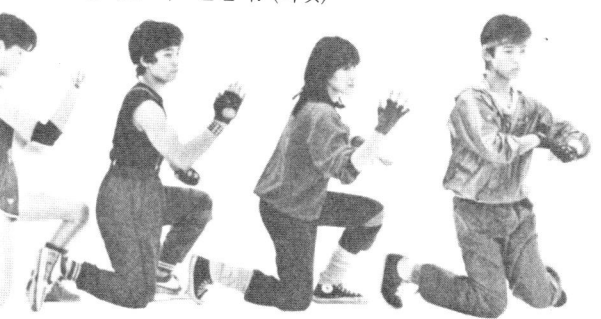

Part6 : Crew Dance

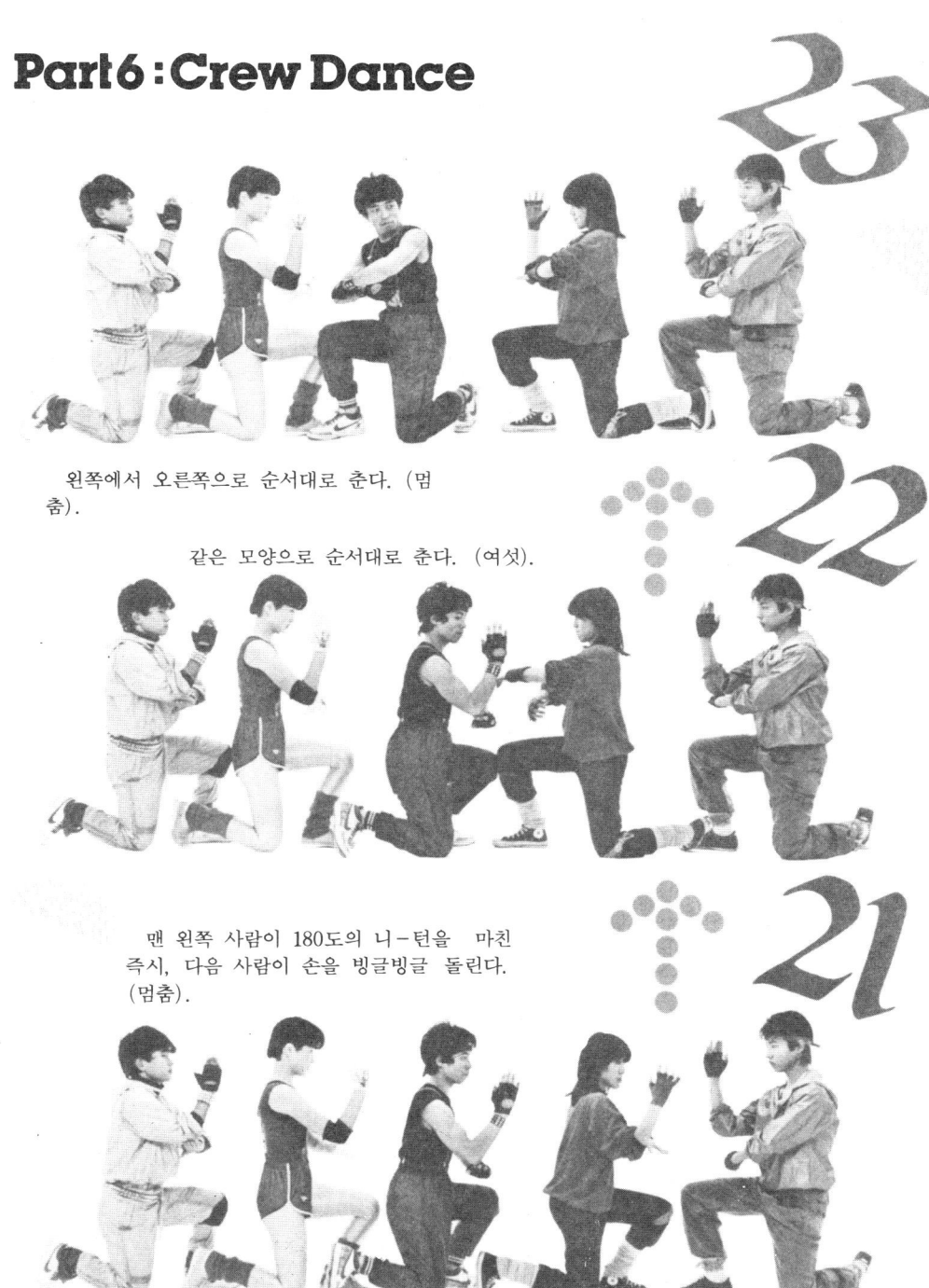

왼쪽에서 오른쪽으로 순서대로 춘다. (멈춤).

같은 모양으로 순서대로 춘다. (여섯).

맨 왼쪽 사람이 180도의 니-턴을 마친 즉시, 다음 사람이 손을 빙글빙글 돌린다. (멈춤).

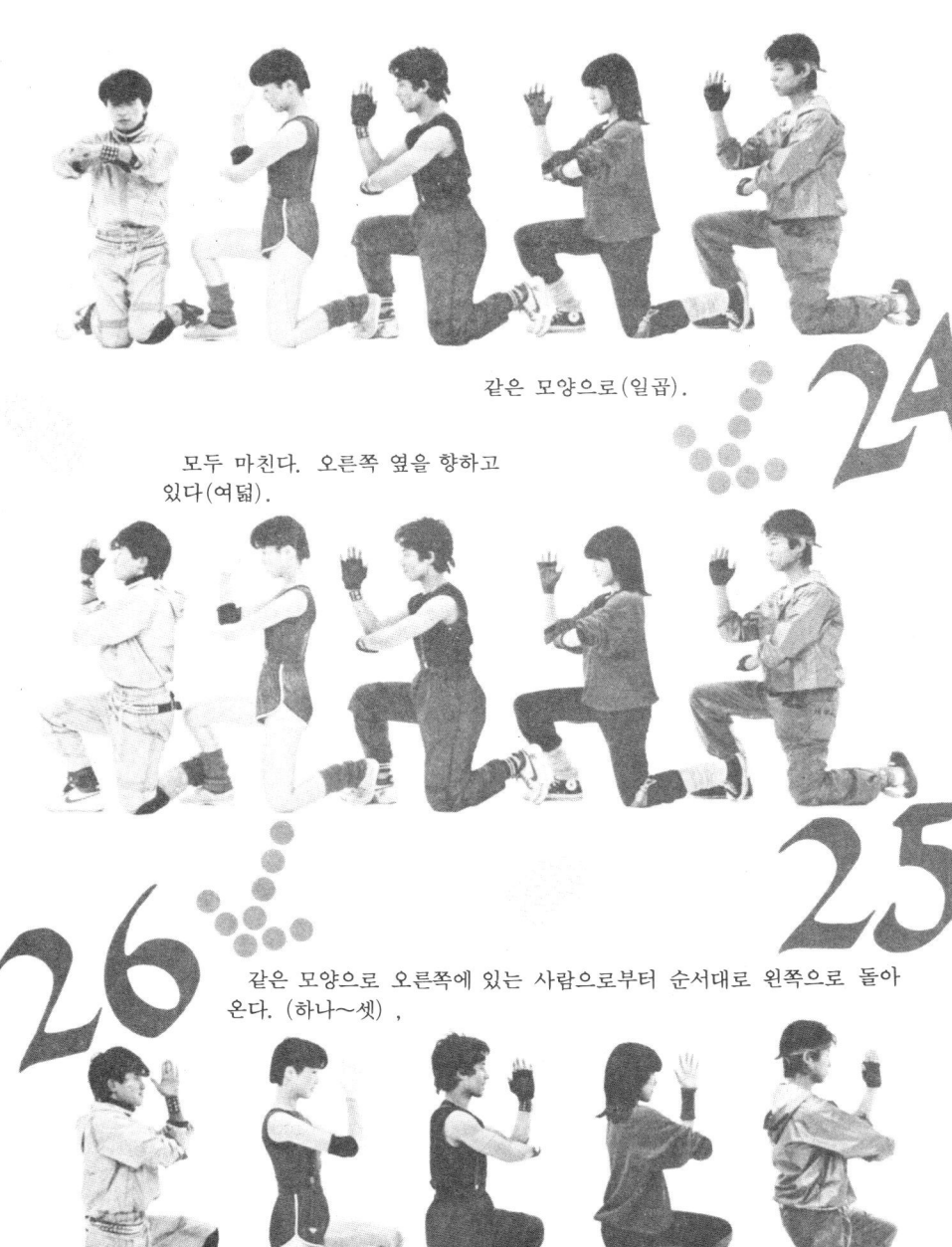

같은 모양으로(일곱).

모두 마친다. 오른쪽 옆을 향하고
있다(여덟).

같은 모양으로 오른쪽에 있는 사람으로부터 순서대로 왼쪽으로 돌아
온다. (하나~셋),

Part6 : Crew Dance

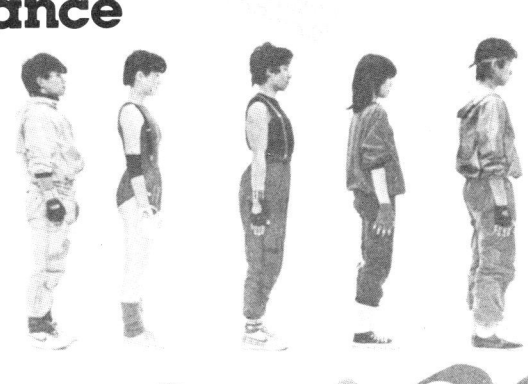

서서히 일어나면서,오
른쪽 발을 왼쪽 발에 갖
다 붙인다(다섯~여덟).

맨 가운데 사람을 중
심으로 하여, 미끄러지
듯이 이동을 시작한다.

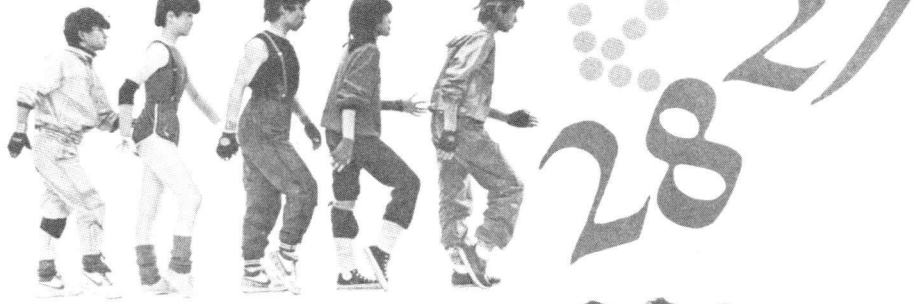

27

28

㉘~㉙에서 이동 중(하나~여섯).

맨 가운데 사람을 중심으로 모여
서, 앞 사람의 팔꿈치를 붙잡는다
(일곱~여덟).

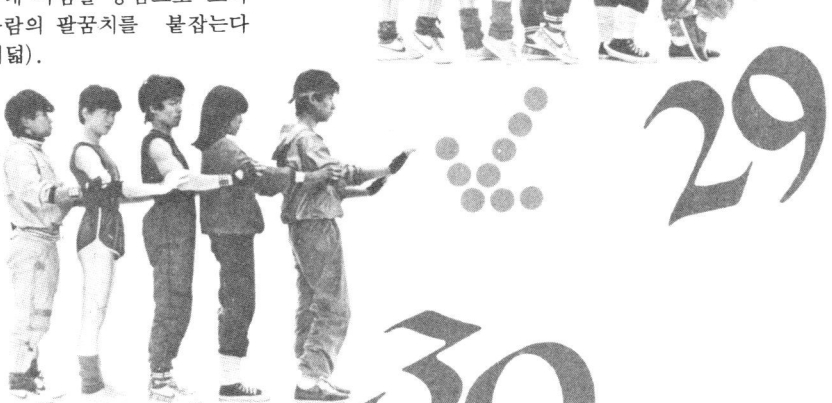

29

30

123

31

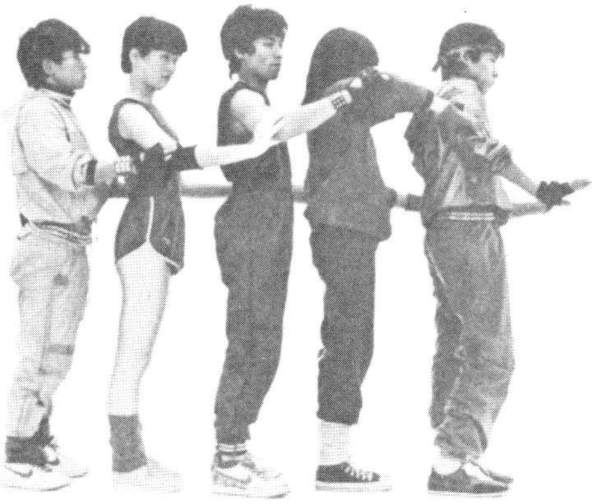

앞에서 첫번째 사람으
로부터 뒷쪽으로 오른손
의 웨이브를 시작한다.

32

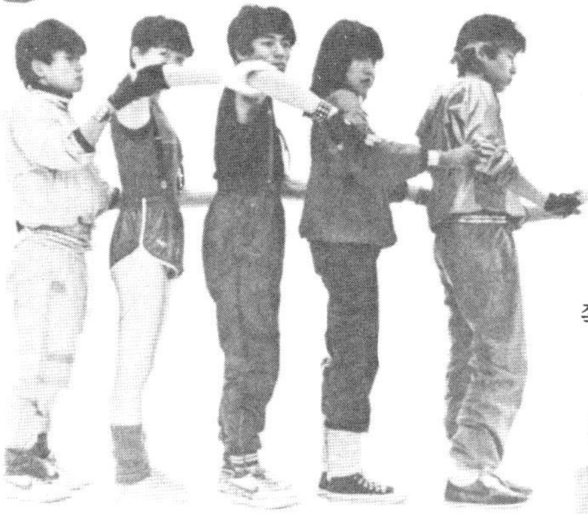

오른손의 웨이브를 뒷
쪽으로 계속 진행한다.

33

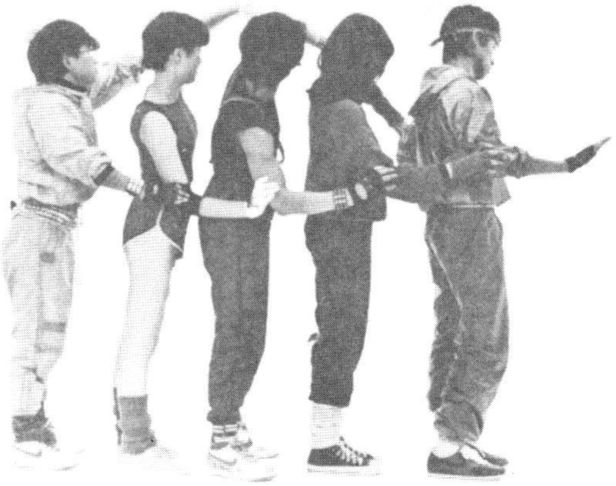

34

뒤에서 첫번째 사람으
로부터 앞쪽으로 왼손의
웨이브를 계속 진행한다.

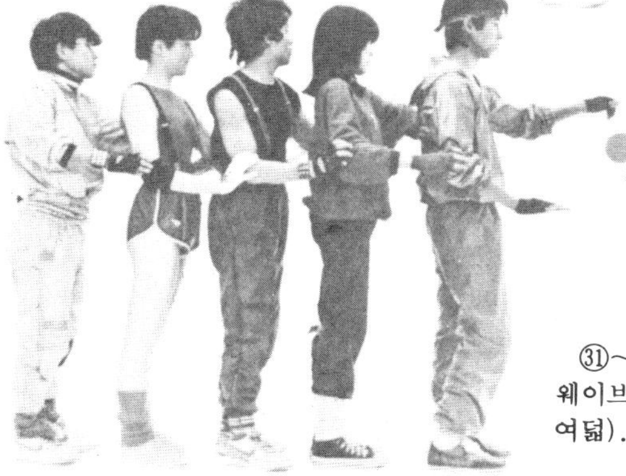

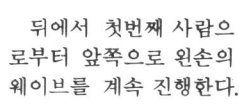

㉛~㉞에서 왼손의
웨이브를 마친다(하나~
여덟).

Part6 : Crew Dance

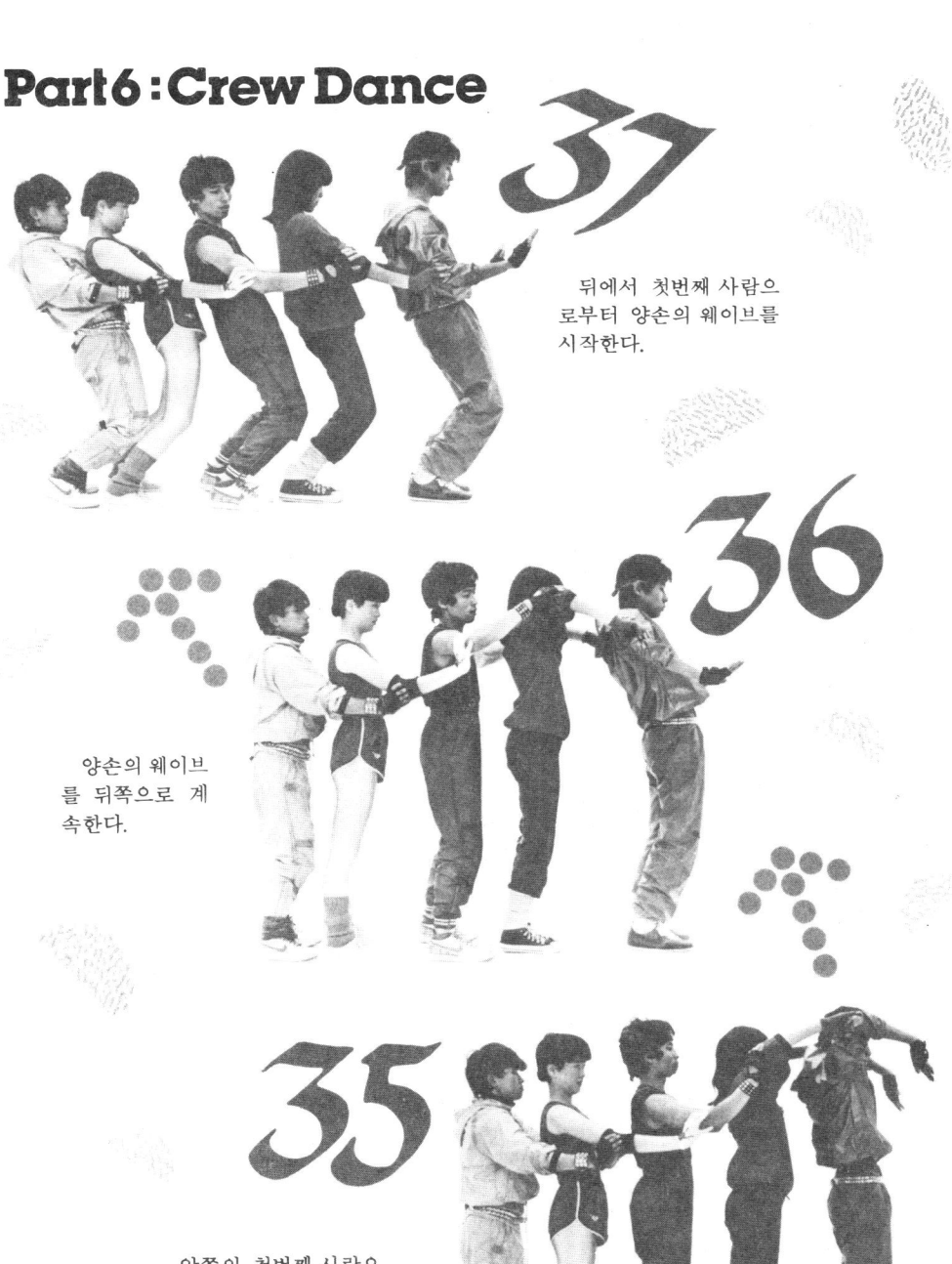

37

뒤에서 첫번째 사람으
로부터 양손의 웨이브를
시작한다.

36

양손의 웨이브
를 뒤쪽으로 계
속한다.

35

앞쪽의 첫번째 사람으
로부터 뒷쪽으로 양손의
웨이브를 시작한다.

 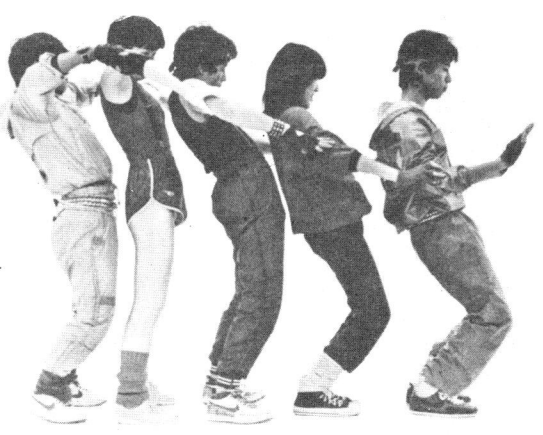

양손의 웨이브를
앞쪽으로 계속 진행
한다.

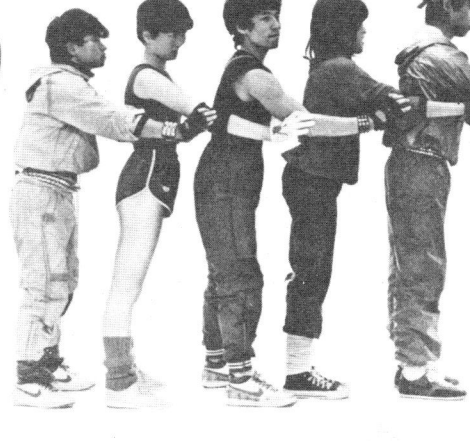

양손의 웨이브를
마친다.

각자 흩어져서 애
드리브를 추면서 마
친다. ㉟~㊴에서
하나~여덟). ㊵은
자유롭게 취한다.

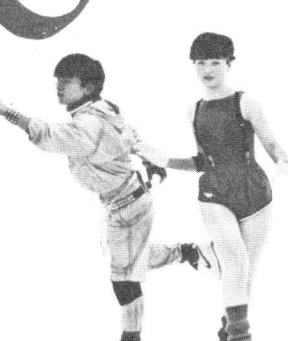 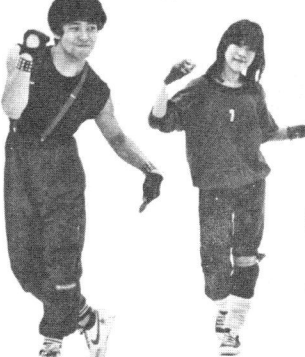 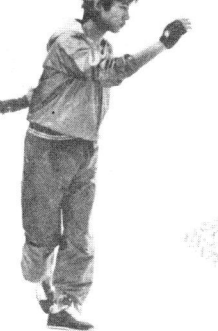

```
┌ ─ ─ ─ ─ ─ ┐
  판   권
  본사
  소   유
└ ─ ─ ─ ─ ─ ┘
```

현대 아메리칸 브레이크 댄스　　**값 8,000원**

1998년 10월 25일　재판
1998년 10월 30일　펴냄

엮은이/진화당 편집실
펴낸이/**최　상　일**

펴낸곳/**太乙出版社**
서울특별시 강남구 도곡동 959 - 19
등록 / 1973년 1월 10일(제4-10호)

*잘못 만들어진 책은 잘된 책으로 바꾸어 드립니다.

● **주문 및 연락처**
우편번호 [1][0][0] - [4][5][6]
서울특별시 중구 신당6동 52-107(동아빌딩 내)

전화 / 233 ─ 6166, 237 ─ 5577